알기쉬운

회복의 길

— 재발을 예방하기 위한 실행전략 —

Terence T. Gorski 저
다사랑 중독 연구소 옮김

圖書出版 하나醫學社

Passages Through Recovery

차 례

감사의 글

이 책은 지난 20여 년간 알코올 중독과 약물 의존의 치료를 해왔던 산물이다. 이 책은 여러 가지 개념들을 기초로 하고 있는데 너무나 많은 사람들이 이 개념들에 기여하였기에 그들 모두를 일일이 거론하기가 불가능할 정도이다.

이젠 고인이 된 Stan Martindale 선생님께서는 저에게 심리학 및 심리치료 분야에 눈을 뜨게 해 주셨다. 내 인생의 첫 번째 멘토인 Richard Weedman은, 내게 알코올 중독과 장기간에 걸친 회복의 필요성에 대해 가르쳐주었다.

존경하는 선배로써 저에게 베풀어준 그의 격려 덕분에 초보 상담가로서의 힘들었던 시절을 잘 극복할 수 있었으며, 앞으로 나아갈 수 있는 토대와 용기를 낼 수 있었다. 나의 첫 슈퍼바이저였던 Jim Kelleher는 나 자신의 개인적인 차원에서 회복이 어떠한 의미인지를 깨우쳐 주었으며, 내 자신의 회복을 시작할 수 있도록 힘을 북돋아 주었다.

나의 소중한 친구이자 멘토인 Joseph Martin 신부님에게도 진심 어린 감사를 드리고 싶다. 그는 내게 12단계의 전통을 전수해 주셨으며, 내가 12단계가 품고 있는 지혜에 대해 깊이 이해할 수 있도록 이끌어 주셨다.

Claudia Black은 물질 중독에서 회복하고자 할 때 원가족 문제가 어떻게 영향을 미치는지에 대해서 더 깊은 이해를 할 수 있도록 도움을 주었다. 그녀의 통찰은 이 책의 회복 후기 단계를 집필하는데 보다 더 깊고 넓은 이해를 가능하게 해 주었다.

이 원고는 Hazelden 재단의 편집자인 Judy Delaney의 조언과 도움이 없었으면 책으로 제대로 쓰여질 수 없었을 것이다.

내가 길을 잃지 않고 알기쉬운 회복의 길을 지속할 수 있도록 도와준, 친구 Joe Troiani에게 특별한 감사를 표하고 싶다.

서 론

나는 지난 17년 동안 약물 중독 상담가로 일을 해 왔으며, 중독으로부터 회복하기 위해 각고의 노력을 다하고 있는 많은 사람들을 보아왔다. 어떤 사람들은 익명의 알코올 중독자들 모임(Alcoholic Anonymous; AA, 이하 단주 모임)나 익명의 마약 중독자들 모임(Narcotics Anonymous; NA, 이하 단약모임)에서 단주나 단약을 통한 온전한 삶을 추구하고 있었으며, 어떤 이들은 병원치료 또는 심리치료의 도움을 받고 있었고, 어떤 사람들은 또는 심리치료의 두 가지 모두의 장점을 추구하기도 하였다. 또 어떤 사람들은 혼자만의 힘으로 술이나 마약을 끊으려고 하고 있었다.

나는 많은 사람들이 지속적인 회복을 성공적으로 이루어 나가는 것을 목격하였다. 어떤 사람들은 단주나 단약을 성공하기까지 수차례의 재발을 경험하곤 하였다. 몇몇은 절망 속에 단주(단약)를 포기하고, 결국 알코올이나 마약 중독 때문에 사망하기도 하였다.

나는 이 책을 통해 독자들에게 내가 보고 경험한 수많은 회복 경험들 속에서 발견한 몇 가지 회복 유형들이 존재한다는 것을 들려

주고자 한다. 이 책을 통해서 내가 직접 체험해 온 나 자신의 고유한 회복 경험을 다른 사람들이 이해하는데도 도움을 줄 것이다.

이 책을 통해 나는, '회복'이라는 과정에 대해 내가 발견한 통찰들을 독자들에게 설명하고자 한다. 중독자들이 '회복'이라는 과정이 어떻게 작동하는지를 이해하고, 현재 알코올 중독자 혹은 마약 중독자인 사람들이 단주나 단약을 하기 위해서 몸소 행동으로 옮겨야 하는 것들에 대해 이야기 하고자 한다.

상담가, 강사, 워크숍 지도자로서의 내 경험에 의하면 이 책의 많은 내용들은 현재 회복 중인 사람, 그리고 수차례의 재발을 반복하고 있는 사람들뿐만 아니라 지금도 중독의 고통을 겪고 있는 사람들에게 공감될 것이라 확신한다.

독자 여러분도 이 책의 내용 중 대부분이 (혹은 어느 일부라도) 자신에게 해당된다는 것을 깨닫게 될 것이다. 만약 이 책의 내용이 모두 공감이 안 되더라도 자신에게 해당하는 것은 받아들이고 그렇지 않는 부분은 마음 편하게 넘어가도 좋다.

독자 여러분 혹은 여러분의 다른 지인이 이 책에 묘사된 것과 동일한 경험을 하였다면, 이는 약물 중독으로부터의 공통적인 회복 경험을 많이 공유하고 있다는 의미이다.

나는 익명의 알코올 중독자들의 12단계가 회복에 이르는 가장 효과적인 방법이라고 믿기에, 12단계에 관해 자주 언급할 것이며 각 단계가 회복과 어떠한 연관이 있는지에 대한 나의 견해에 대해 기술할 것이다. 12단계에 대한 글들은 물론 각 단계에 대한 나의 개인적인 이해일 뿐이지만, Ashley치료 센터 (Maryland주 Havre deGrace 소재)의 공동 설립자이자 국제적인 강사이신 Joseph Martin 신부님으로부터 비롯된 지혜에 바탕을 두고 있다. Martin 신부님과의 유대는 12단계 프로그램에 대해 내가 더 깊이 이해하는 데 커다란 도움이 되었다.

자, 그럼 이제 본격적으로 시작하고자 한다. 회복이란 무엇인가?

알기쉬운

회복의 길

제 1 장

회복 과정의 개괄

회복의 방향

약물 의존이란 술을 마시거나 다른 약물을 사용함에 있어 조절력을 잃어버리는 질병의 일종이다. 조절력을 잃어버린다는 것은 신체적, 심리적, 사회적, 영적 문제로 이어진다는 것을 의미한다. 다시 말해 한 인간이 전인적인 피해를 입는다는 의미이다.

온전한 삶(Sobriety)은 알코올이나 다른 약물을 벗어나 의미 있고 안정된 삶을 유지하는 것을 의미한다. 회복이라는 과정을 통해 우리는 술이나 다른 습관성 약물에 의해 발생한 의존이라는 파괴적인 증상에서 탈피하여 신체적, 정신적, 사회적, 영적 건강을 온전하게 이루어 나가는 것이다. 일단 더 이상 술을 마시지 않거나 마약을 하지 않게 되면, 몸과 마음, 인간관계 및 영적인 측면에서 손상되었던 부분이 치유되기 시작한다.

온전한 삶은 단지 손상된 부위가 치유되는 것만을 의미하지는 않는다. 온전한 삶이란 삶을 살아가는 방식으로써 지속적으로 신체적, 심리적, 사회적, 영적 건강을 추구하는 것을 의미한다.

기분 전환을 일으키는 물질들로부터 단주나 단약을 하는 것은 온전한 삶으로 가는데 있어 가장 우선 수반되어야 하는 조건이다. 우리 삶의 모든 영역에서 건강을 찾고 유지하기 위해서 무엇을 해야 하는지 배우고자 한다면 반드시 먼저 단주와 단약이 선행되어야 한다.

여러분은 이 책에서 온전한 삶을 알코올이나 마약을 중단한 상태라고 기술하지 않은 점에 대해 주목해야 한다. 단주 혹은 단약은 온전한 삶의 시작일 뿐이다. 영화를 예를 들면, 단주 (혹은 단약)는 우리가 보려고 하는 영화가 아니라 극장에 들어가는 영화표인 것뿐이다.

우리는 하룻밤을 새워 애쓴다고 해서 회복을 이룰 수 없다는 것을 안다. 회복이란 하나의 발달적 과정으로서 이 과정 동안에 일련의 단계들을 거쳐 가는 것이다. "발달"이라는 용어는 "각 단계 혹은 과정에서의 성장"을 의미한다. 새롭고 점차적으로 보다 복잡한 역량을 익혀 나가는 것은 점진적인 노력을 필요로 하는 것이다. 회복 발달모델이란 곧 단순하게 단주만 하는 것을 넘어 의미 있고 만족스러운 온전한 생활을 영위할 수 있도록 성장한다는 것을 의미한다. 우리는 단주를 하고 있는 도중에 새로운 문제를 마주하게 되며 이를 극복해 나가게 된다. 때로는 실패하기도 하고, 때로는 성공하기도 할 것이다. 결과가 무엇이든 간에, 우리는 경험을 통해 배우고 또다시 도전할 것이다.

온전한 삶을 장기적으로 끌어갈 수 있느냐 그렇지 못하냐 하는 것은, 삶의 의미와 목적을 찾으려고 노력하는데 있다. 온전한 삶이란 생각하고, 행동하고, 다른 사람과 관계를 맺는 방식이다. 이것은 삶에 임하는 철학인 것이다. 그래서 온전한 삶이란 회복 프로그램을 수행하는 매일 매일의 노력이 뒤따라야 하는 것이다.

우리가 온전한 삶을 더 오래도록 유지하고자 하면 할수록 온전한 삶의 의미, 목적, 그리고 만족감을 유지하기 위해서 더 많은 것들 알아야 한다. 우리가 30일의 온전한 생활을 평안히 유지하는 데 도움이 되었던 방식이 60일째에는 더 이상 작동하지 않을 수 있다. 회복의 과정이란 스스로가 계속 성장하고 익히고 변화할 수 있도록 자신을 채찍질해 나가는 것이다.

- 단주(abstinence) – 삶의 모든 영역에서 건강을 찾고 유지하기 위해서 무엇을 해야 하는지 배우고자 한다면 반드시 선행되어야 하는 것
- 온전한 삶(sobriety) – 단주 뿐만 아니라 신체적, 정신적, 사회적, 영적 건강을 온전하게 회복시키는 것

단주 (혹은 단약)은 온전한 삶으로 가는데 있어 가장 우선 수반되어야 하는 조건이다. 우리는 건강을 찾고 계속 유지할 수 있는 방법을 배워 가는데 앞서 단주 (혹은 단약)는 반드시 달성해야만 한다.

온전한 삶으로의 여정은 매우 분명하다. 첫째, 우리는 술을 비

롯한 모든 습관성 물질의 사용을 완전히 중단해야 한다. 그 다음으로 우리는 온전한 삶을 원하는 다른 사람들과 유대관계를 시작해야 한다. 우리는 12단계 프로그램에 많은 시간을 할애해 온 다른 사람들의 경험을 듣고 우리의 일상생활에서 배운 바를 연습해야 한다. 우리는 어떤 것에는 실패하고 또 어떤 것에는 성공하지만, 우리는 결과에 상관없이 배우고 성장해 나가겠다는 약속을 지켜나가야 한다. 우리는 자신에게 잘 맞는 것들은 지속적으로 수행해 나가야 하고 그렇지 않는 것은 그냥 지나쳐야 한다. 우리는 무엇을 시도해 보았는지 그리고 어떤 결과가 있었던지를 정직하게 나누어야 한다. 우리는 우리의 경험을 통해 배우고 그로 인해 얻게 된 새로운 지식을 다른 사람과 공유할 수 있어야 한다.

회복의 진행 단계

회복의 발달 모델은 다음 일련의 믿음에 기초를 두고 있다.

1. 회복은 오랜 기간에 걸친 쉽지 않은 하나의 과정이다.
2. 회복은 알코올이나 다른 습관성 물질로부터의 완전한 단주(혹은 단약)와 더불어 개인의 성장을 향한 적극적인 노력이 필요하다.
3. 회복의 과정을 제어하는 기본 원리가 있다.
4. 이러한 원리를 더 잘 이해함으로써 우리가 회복의 여정을 가기가 더 쉬워진다.

5. 이해하는 것만으로는 회복이 촉진되지 않는다. 새롭게 이해하게 된 것은 실천으로 옮겨져야만 한다.
6. 완전한 회복을 이루는 데 필요한 실천 항목은 회복 과제라는 이름으로 명료하고 정확하게 기술되어야 한다.
7. 회복으로 가는 길에 있어서 주기적으로 난관에 부딪히는 것은 지극히 정상적이며 자연적인 현상이다. 우리가 난관에 봉착했느냐 그렇지 않느냐가 성공이나 실패를 결정짓는 것이 아니라, 그 곤란한 문제를 우리가 어떻게 대처했었는지가 훨씬 중요하다.

회복에 대해 이해하기 위해서는 그 회복과정을 단계별로 구분하는 것이 도움이 된다. 우리는 회복을 여섯 단계로 나누어 학습할 것이며, 나는 이 책에서 (1) 과도기, (2) 안정화기, (3) 회복 초기, (4) 회복 중기, (5) 회복 후기, 및 (6) 유지기로 명명할 것이다.

첫 번째 회복 단계인 과도기에서, 우리는 자신에게 중독성 물질을 사용하면 문제가 생긴다는 것은 인정하지만 조절 방법을 배우면 혼자서 문제를 해결할 수 있다고 생각하는 단계이다. 이 단계는 우리가 제어할 수 없다는 점을 깨닫게 됨으로써 종결된다. 이 단계는 우리가 알코올이나 다른 약물에 무력했으며 조절 능력이 없다는 사실을 인식하고, 우리의 삶을 수습할 능력을 되찾기 위해서는 단주(또는 단약)를 해야 한다는 사실을 깨닫고 시인할 때 종결이 된다. 그러나 아직 우리가 왜 조절 능력을 상실했는지, 그리고 어떻게 해야 온전함을 유지할 수 있는지에 대해서는 잘 알지 못하는 단계이다. 단지, 지금껏 우리가 살아왔던 방식으로는 더 이상 살 수 없음을 알 뿐이다. 단주 모임에서는 이것을 '갈 데까지 간 상태, 진절머리가 나는 상태'로서 완전히 밑바닥을 친 상태라고 말한다.

두 번째 단계인 안정화기 동안, 알코올과 마약이 그 동안 우리에게 얼마나 심각한 문제를 초래했는지, 그리고 이제는 완전히 끊어야 한다는 사실을 알지만, 우리 스스로의 힘으로 끊을 수 없다는 사실에 대해 깨닫는다. 이 기간 동안 우리는 급성금단(신체적 해독기 동안 경험하게 되는 떨림 및 혼돈 증상) 및 만성금단 증상(단주 후 6~18개월 동안 지속되며 마치 머릿속이 안개가 낀 듯하며 기억력, 집중력, 사고력 등이 현저히 저하되어 상당히 혼란스러움을 느끼게 된다)에서 회복된다. 이 단계에서 우리는 첫 잔을 피하는 방법을 배우게 되는데 그 방법은 '한 번에 하나씩, 조급하지 말자, 하루하루에 살자'이다.

세 번째 단계인 회복 초기는 내면의 변화를 가져오는 시기이다. 회복 초기 동안 우리는 평온함을 잃지 않고 단주 생활을 어떻게 유지할 것인지를 배운다. 술이나 마약에 대한 신체적 강박 증상에서부터 벗어나게 되며, 우리의 중독 증상에 대해 그리고 그것이 우리에게 어떠한 영향을 미쳤는지에 대해 학습하게 된다. 우리는 또한 수치심, 죄책감 및 후회와 같은 감정들을 극복하는 방법을 배운다. 우리는 술이나 마약 없이 우리의 문제에 대처할 수 있게 된다. 우리는 생활의 여러 가지 문제들을 교정하면서 배운 바를 실생활에 적용할 준비가 될 때 회복 초기는 종료된다.

네 번째 단계인 회복 중기에서, 우리는 이러한 과거의 폐해를 어떻게 보완할 것이며 우리의 삶의 균형을 어떻게 바로 잡을 수 있는지를 배운다. 온전한 생활을 영위하기 위해 회복 초기에 배운 기술과 원리들을 매일의 일상생활 전역에까지 적용시키는 것이 온전한 회복의 의미라는 사실을 우리는 알게 된다. 회복 중기 동안에 우리는, 다른 사람들과의 관계개선을 우선적인 목적으로 한다. 가족이나 친구들을 포함하여 우리에게 의미 있는 대인관계들과 그리고 그동안 가졌던 직업 등을 재평가한다. 만일 우리가 어떤 부분에 있어 만족스럽지 못한 문제점을 발견하게 되면, 그것을 인정하고 어떻게 대처하면 좋을지 계획을 세운다. 단주 모임의 측면에서, 이것은 보상 목록을 만드는 것을 의미한다. 우리는 우리가 다른 사람들에게 해를 끼쳤음을 인정한다. 우리가 보상할 수만 있다면 어떠한 책임도 기꺼이 받아들인다. 균형이 잡힌 안정적인 생활을 하게 되었을 때 회복 중기가 종료된다.

다섯 번째 단계인 회복 후기 동안 우리는, 중독에 빠지기 전 어린 시절에 체득했어야 할 건강한 생활 방식을 새롭게 체득해 가는데 있어서 장애물로 작용하는 것들을 극복하는데 초점을 둔다. 실제로 많은 중독자들이 역기능적 가족에서 성장하였다. 우리의 부모들은 건강한 부모 역할을 해 오지 못했던 것이 사실이기 때문에 우리 또한 행복해지는 기술을 배운 적이 없다. 회복 후기는 다음의 세 가지를 과업을 성취했을 때 종료된다.

- 첫째, 우리는 역기능 가정에서 성장하면서 야기된 문제들을 성인이 된 지금도 계속 그 문제들을 갖고 있다는 사실을 인정한다.
- 둘째, 우리는 역기능 가정에서 성장하면서 야기된 미해결된 고통을 어떻게 극복할 것인지 그 방법을 배운다.
- 마지막으로, 우리는 과거의 양육 과정에서 발생하였던 장애물들이 있음에도 불구하고 지금 현재 주어진 문제들을 해결하는 방법을 배운다.

마지막 6단계는 유지기이다. 유지기는 인간으로서 지속적인 성장과 발달에 관한 욕구가 있음을 인식하는 단계이다. 우리는 안전한 방식으로 알코올 및 중독성 물질 사용할 수 없다는 것을 인식하고, 우리는 과거로 돌아가려는 중독적 사고에 다시 빠져들지 않기 위해 매일의 회복 프로그램을 실천해 나가야 한다. 삶의 여정을 우리가 즐기며 살 수 있는 방식으로 살아가야 하는 것이다.

회복 단계	주요 주제
1. 과도기	술이나 약물 (마약 등)을 조절해서 사용하겠다는 욕구를 포기하는 단계
2. 안정화기	중독적인 약물 사용으로 인한 다양한 금단 증상들을 처리하는 단계
3. 회복 초기	내면의 변화 (술이나 마약의 사용으로 인해 생긴 사고, 감정, 행동을 변화시키는 단계)

4. 회복 중기	외적인 변화 (중독적인 약물 사용으로 인해 손상된 생활방식을 교정하고 안정된 생활을 구축하는 단계)
5. 회복 후기	성장 과정에서 비롯된 다양한 고통을 넘어서 성장하는 단계
6. 유지기	균형 잡힌 삶 유지하고 지속적으로 성장 및 발전을 도모하는 단계

많은 물질 중독자들은 이런 질문을 한다. "내가 어떤 행동을 하게 되면 그것이 재발을 야기하게 될까요?" 그 대답은 단순하다. 우리는 사실 아무것도 한 것이 없다. 음주 (혹은 마약 사용)를 중단하고 그저 원래 살아왔던 대로 살았을 뿐이다. 반면에 우리들이 갖고 있는 그 병은 그 병 자체의 본연의 역할을 할 것이다. 중독 질환 그 자체가 우리 삶에 있어서 자동적이며 습관화된 일련의 반응들을 촉발시켰으며, 고통과 불편을 만들어 냈고 결국 다시 술을 마시는 것이 (혹은 다시 마약을 하는 것이) 가장 그럴듯한 긍정적인 선택인 것처럼 선택되었다.

회복은 변화를 의미한다. 변화하려면 우리는 목표를 가지고 있어야 한다. 우리의 목표를 달성하기 위해서는 앞으로 해야 할 일이 무엇이고 그것을 어떻게 실행할 것인지를 명확하게 제시해 줄 수 있는 실행 계획 또는 단계별 가이드를 마련해야 한다. 이 책은 그러한 가이드를 제시할 수 있도록 구성되어 있다.

다음 각 장들은 회복의 단계 하나하나에 대해 상세한 설명들이다. 책을 읽어 가면서 지나친 부담감을 가질 필요는 없다. 기억하라.

회복은 성장의 과정이며 시간이 소요된다. 안정화기에서 유지기로 진행하는데 일반적으로 적게는 3년에서 많게는 15년의 시간이 필요할 수 있다. 회복을 다짐했을 때 얼마나 심각한 중독 상태였는지, 회복 계획을 얼마나 확고부동하게 결단하고 이를 실행하였는지, 다른 사람들로부터 어떠한 도움을 받았는지 등에 따라 개개인 별로 회복에 이르는 기간은 달라질 것이다.

이 책에는 특별한 마법의 공식이 기술되어 있지는 않다. 성공적으로 약물 중독에서 회복된 사람들이 해왔던 여러 노력들이 쓰여 있다. 다른 사람들이 해 왔던 것들을 이해하게 된다면 이는 단주 모임에서 흔히 듣게 되는 다음의 조언을 당신도 받아들일 수 있을 것이다. "당신이 우리처럼 단주하고 온전하게 살고 싶다면 우리가 했던 대로 따라 하면 된다." 수많은 회복자들이 권고하는 이 문구를 마음에 새기도록 하자. 이미 회복 중인 알코올 중독자들이 마음에 품고 있는 용기, 힘, 희망을 다른 중독자들도 함께 공유했으면 하고 본 저자는 소망한다.

배움의 순간 포착하기

복잡한 퍼즐에 대한 해답을 아직 이해하지 못한 학생이 있었다. 그는 가르침을 받기 위해 지혜로운 노인을 찾아갔다. 지혜로운 노인이 퍼즐을 설명하기 위해 여러 가지 시도를 했었지만, 학생은 여전히 원리를 파악할 수 없었다. 결국 그의 선생은 다음과 같은 말로 학생을 위로하였다. "우리는 각자 깨닫는 때가 따로 있다. 우리가 어떤 것을 이해할 준비가 되어 있을 때, 그제야 이해의 순간은 다가온다. 지금 이 문제를 풀지 못했다면 좀 더 쉬운 다른 문제에 집중해 보도록 해라. 그러면 그 과정을 통해 언젠가 더 어려운 문제를 풀 수 있는 날이 올 것이다."

나는 이 책이 여러분들의 깨닫는 시기를 더 앞당겨 줄 수 있기를 기대한다. 이는 우리가 자신의 회복 과정에서 스스로의 위치를 확인하고, 앞으로 성장해 나갈 수 있는 현실감 있는 목표를 설정하는 데 도움이 되었으면 하는 것이다.

우리가 회복의 발달 모델의 각 단계를 검토함에 있어서, 우리는 회복 발달 모델의 각 단계와 부합하는 AA의 12단계들을 살펴볼 것이다. 우리는 또한 약물 중독 상담가들이 AA 프로그램을 지원하기 위해 개발한 일련의 회복 과제들을 살펴볼 것이다. 각각의 과제들은 두 가지 관점의 수준에 달려 있다는 사실을 기억할 필요가 있다. 첫 번째 관점은 그동안 우리가 겪은 경험으로 인해 회복 과제의 진정한 필요성을 얼마나 느끼는지를 가늠하는 경험의 수준에 관한 것이다. 두 번째 관점은 12단계의 각 단계들과 각각의 회복 과제들이 어떤 의미가 있는지에 대해 자신이 얼마나 이해하고 있고 또 다른 사람에게도 설명할 수 있는 정도를 가늠하는 의식적인 이해 수준에 관한 것이다.

처음부터 우리는 우리가 경험하고 있는 것을 제대로 설명할 수는 없다. 우리는 온전한 삶을 살기 위해 그동안 어떤 일들을 경험했는지 제대로 설명할 수 있는 단어나 어휘가 턱없이 부족하다. 그러나 우리보다 회복에 대해 좀 더 많이 이해하고 있는 사람들이 우리를 도와줄 것이기 때문에 우리는 그들의 지침을 따라가면 곧 모든 것들이 이해되기 시작할 것이다.

제 2 장

과도기

물질에 대한 조절 욕구 포기

우리는 숙고전 단계에서 숙고단계로 이행하는 과도기 동안 아래 주요한 세 가지 목표를 실행해야 한다.

- 우리는 알코올 및 중독성 물질 사용의 조절력을 상실하였음을 인정해야 한다.
- 우리는 중독되었으므로, 알코올 및 중독성 물질을 사용하게 되면 조절할 수 없음을 인식해야 한다.
- 우리는 다른 사람의 도움을 포함하는 회복 프로그램을 적극적으로 수행해야 한다.

이제 상기의 주요한 세 가지 목표에 대해 상세히 살펴보기로 하자.

조절력 상실에 대한 인정

과도기는 중독으로 인해 야기된 지속적인 삶의 문제들로 인해 다음과 같이 생각하는 시점에서 시작된다. 이 시점에서는 우리가 문제에 봉착하긴 했지만 이 문제들이 알코올 및 중독성 물질 사용 때문이라는 확신은 여전히 들지 않는 때이다. 따라서 알코올 및 중독성 물질 사용과 관련된 어떤 조치는 취하지 않으면서 지속적인 삶의 문제들을 해결하려고 노력한다. 비록 이러한 노력이 일시적인 상황호전에는 도움이 될 수도 있겠으나, 결국은 이런 방법의 노력들은 실패한다. 왜냐하면 우리 삶의 문제들은 진정 우리가 사용하는 알코올 및 중독성 물질로 유발된 것이기 때문이다. 우리가 이런 중대한 핵심을 이해하고 인지하기 전까지는 우리에게 어떤 진정한 호전도 없다. 그러나 이러한 실패가 아무 의미가 없는 것이 아니라 오히려 도움을 준다. 이러한 실패를 통해서 우리의 삶의 문제가 알코올 및 중독성 물질 사용과의 연관 관계를 되돌아보지 않을 수 없도록 만들어 준다.

- 우선, 우리는 우리 삶의 문제들을 우리가 중독 물질을 사용해서 생기는 것임을 고려하지 않은 채 해결하려고 노력한다.
- 이런 방식으로는 우리는 삶의 문제들을 해결하는 데 반복적으로 실패하게 된다.
- 결국 알코올 및 중독성 물질 사용이 삶의 문제들을 유발하는 원인임을 인정하지 않을 수 없게 된다. 그리고 이렇게 중독 물질 사용으로 인해 야기된 문제들은 일상적인

기술로서는 해결되지 않는다는 사실을 점차적으로 알게 된다.

우리가 우리 삶의 문제들이 자신의 중독성 물질 사용과 관계되어 있음을 결국 깨닫게 된다 하더라도, 대개는 "나는 물질중독자입니다."라고 말하지 않는다. "나는 물질중독자입니다."라고는 상당한 시간이 흐를 때까지는 말하지 않는다. 오히려 "나는 술을 마시면 문제가 좀 있는 사회적 음주자입니다.", 또는 "나는 문제가 좀 있기는 하지만 기분 전환을 위해 약물을 사용하는 사람입니다."라고 말한다. 우리는 삶의 문제들이 있기는 하지만 중독 물질을 사용하더라도 책임은 질 줄 아는 사람들이라고 여전히 스스로 믿고 있다. 우리는 스스로에게 이렇게 말한다. *"나는 삶의 문제들 때문에 알코올 및 중독 물질을 사용한다. 만약 삶의 문제들이 없어진다면, 나는 알코올 및 중독 물질 사용을 멈출 수 있을 것이다."*

현재 스스로에게 일어나고 있는 일을 외부의 도움을 받아서 조금만 이해해 보려고 노력한다면, 우리 대부분은 물질 사용이 삶의 문제들을 야기하고 있음을 인식하게 된다. 우리 대부분은 삶의 문제들이 해결되고 나면 또다시 중독 물질을 사용할 수 있을 것이라는 고집스러운 믿음을 붙들고 있다. 이런 은밀한 믿음이 시간이 흐르면서 회복 도중 우리를 재발로 이끌게 된다.

물질사용을 조절하려는 시도

물질사용으로 인해 야기되는 문제들이 자신에게 있음을 인식하게 될 때, 대부분의 우리들은 스스로에게 이런 질문을 던진다. "알코올 및 중독 물질을 계속 사용하더라도 문제가 되지 않게 할 수는 없을까?" 해결책은 쉬워 보인다. 우리는 알코올 및 중독 물질을 단순히 조절해서 사용해 보려고 애를 쓴다. 이 단계서는 중독 물질 사용을 조절해 보려고 고군분투하면서 자신들은 단지 기분 전환을 위해 약물을 사용하고 술도 사교적인 목적으로 마시는 사람임을 증명하려는 것이 우리의 목적이다.

이 시점에서 대부분 우리는 여전히 물질 사용을 기꺼이 포기하지 않으려 한다. 우리는 그래야 하는 이유를 진정으로 보려 하지 않는다. 우리가 왜 포기를 해야 돼? 우리는 그럴 이유가 없다고 주장하면서 자신은 중독 물질을 조절할 수 있는 사교적 수준에서 사용하는 사람이라고 믿고 있다. 우리는 스스로가 중독 물질 사용을 충분히 조절할 수 있다고 믿고 있다. 더욱이 중독 물질을 사용하지 않고는 우리가 진정 무엇을 해야 하는지 모른다. 우리는 종종 이렇게 말한다, "나는 그런 술이나 약이 정말 필요한 게 아니에요. 단지 그것들을 좋아하는 것뿐이에요."

비록 우리 자신이 중독되었다는 것은 믿지 않더라도, 이 시기에는 알코올 및 중독 물질사용이 자신에게 해를 끼친다는 사실과 우리가 물질 사용에 대해 뭔가 조치를 취해야 한다는 필요성은 인식할 수 있다.

이런 문제들을 다루기 위한 계획은 매우 간단해 보인다. "내가 예전에 사용했던 만큼의 술이나 물질을 사용하지는 않겠다.", 또는 "예전처럼 만취하거나 약에 취해 인사불성이 되지는 않겠다." 그러나 문제는 얼마나 많이 마셔야 너무 많이 마시는 것인지, 얼마나 자주 마셔야 너무 자주 마시는 것인지, 그리고 얼마나 취해야 너무 많이 취하는 것인지에 대한 한계를 설정해 두려고 하지 않는다는 것이다.

우리의 시도는 반복적으로 실패한다. 결국, 우리는 알코올 및 중독 물질을 조절할 수 없다는 것과 또 다른 더 심각한 문제가 있음을 믿게 된다. 우리는 통제 불능이 된다는 것이다. 물질 의존 즉 중독이 하나의 질병이라는 것을 우리가 알게 된다면, 그 질병이 우리가 물질사용을 조절하는 것을 불가능하게 만든다는 사실을 이해하기 시작할 것이다. 그러나 대부분 우리는 여전히 새로운 것을 배우고 받아들이는 것에 마음을 열지 않는다. 우리가 법의 명령에 의해 치료를 받거나 음주운전으로 인해 법적인 교육을 의무적으로 참여하게 된다 하더라도, 우리는 자신을 속이는 데 능숙하다. 우리는 중독에 관한 정보들을 이렇게 배우지만 우리 자신하고는 전혀 무관한 것이라고 스스로를 납득시킬 수 있는 수 만 가지 방법들을 우리는 알고 있다. 우리는 이렇게 말한다. "중독은 진짜 끔찍한 것이 맞다. 만일 내가 중독자가 된다면 물론 나는 도움을 청할 것이다. 그러나 지금은 신께 감사를 드린다. 그 이유는 내가 아직 그렇게 심하지 않고 여전히 나 혼자의 힘으로 문제들을 처리할 수 있기 때문이다." 우리는 이런 식으로 계속 중독 문제를 부정하고 있는 것이다.

대부분의 물질 중독자들은 조절력을 다시 복구해 보고자 다음과 같은 일련의 방법을 시도한다. 가장 흔히 하는 시도들은 다음과 같다.

1. <u>속도 조절 시도</u> : 우리는 단순히 속도를 줄여 천천히 사용하기를 시도한다. 그러나 여전히 예전처럼 많은 양을 마시고 약물을 사용하면서, 단지 스스로 속도를 조절하려고 노력하지만 대충 넘기려 한다.
2. <u>사용량 조절 시도</u> : 우리는 사용량을 줄이거나 제한하려 시도한다. 여전히 예전과 같은 빈도로 사용하지만 단지 적게 사용하려 시도하는 것이다.
3. <u>하루 중 사용 시간대 제한</u> : 물질 사용 시간대를 제한하려 시도한다. 예를 들어, 저녁 6시 또는 밤 10시가 되기 전에는 물질 사용을 시작하지 않기, 아침 또는 점심 또는 오후 시간에 물질 사용은 중단하기 등이다.
4. <u>빈도 조절 시도</u> : 술을 마시는 횟수를 줄이거나 물질 사용의 빈도를 조절하려 시도한다. 예를 들면, 월요일부터 목요일까지는 술 마시지 않기, 마리화나는 단지 토요일 밤에만 사용하기, 월요일 직장 출근을 무사히 하기 위해서 알코올 및 물질 사용은 일요일 저녁 5시 이후로는 사용하지

않기 등이다.

5. <u>사용하는 물질 종류 변화 시도</u>: 우리가 사용하는 주종이나 물질 종류를 바꾸는 것이다. 우리는 문제를 야기하는 것이 물질 사용 자체가 아니라, 사용하는 물질 종류에 의한 것으로 믿는다. 예를 들면, 소주에서 막걸리로 바꾼다든지, 와인에서 맥주로 바꾼다든지, 맹세코 코카인은 끊고 단지 마리화나만 사용하겠다든지 하는 것이다. 우리는 술은 끊고 대신 신경안정제를 복용하는 것으로 대신할 수도 있다.
6. <u>조절하는데 도움이 된다고 믿는 다른 물질 사용하기</u>: 우리는 종종 기존에 사용하고 있는 물질의 효과를 조절할 목적으로 새로운 물질을 사용하려 한다. 우리는 취하지 않으려고 술을 마시기 전에 다이어트 제제나 암페타민 복용을 시도할 수도 있다. 손 떨림을 없애고 출근할 수 있도록 아침에 신경안정제를 복용할 수도 있다. 폭음하지 않으려고 파티가 시작되면 처음 3시간 동안에 마리화나를 피우려 시도할 수도 있다. 이런 사용 패턴을 "억지 짜맞춤(mixing and matching) 혼용법"이라 부른다.
7. <u>일시적인 금주 시도</u>: 그 밖의 모든 방법이 실패하면, 우리는 일시적으로 단주나 단약을 시도한다. 목표는 단주하며 살기 위해 어떻게 해야 하는가를 배우는 것이 아니다. 목표는 향후에 물질 사용을 충분히 성공적으로 조절

할 수 있을 만큼 강해지는 데 있다. 우리를 힘들게 하거나 진을 빼게 만든다는 것을 잘 알고 있다. 따라서 나중에 더 잘 마실 수 있도록 잠시 일시적으로 단주나 단약하며 쉬는 것이다. 우리는 일시적으로 단주한다. 때로는 일시적인 단주를 통해 자주 우리는 애초부터 아무 문제가 없었다고 우리 자신을 설득시키려 들기도 한다.

회복하기 위해서는 나는 술을 조절할 수 있는 사회적 음주자일 뿐이다.", "나는 조절능력이 있는 단지 기분 전환을 위해 약물을 사용할 뿐이다."에서 "나는 조절할 수 없는 중독자이다."로 우리의 믿음 체계를 바꾸어야 한다. 일단 이러한 인식 전환이 있어야, 효과적인 치료가 가능하다.

우리가 가진 질병에 대한 올바른 인식

우리가 조절력을 잃었다는 것을 아는 것만으로는 충분하지 않다. 오히려 우리는 우리의 조절력을 상실하도록 만든 중독이라는 질병에 대해서도 잘 알아야 한다. 뿐만 아니라 우리는 회복하기 위한 필수적인 단계에 관해서도 잘 알아야 한다.

첫째, 우리는 중독에 관한 기본 지식을 배워야 한다. 둘째, 우리는 현존하는 문제들과 그리고 이러한 문제들과 알코올 및 중독물질 사용과의 연관성을 분석하고 이해할 수 있어야 한다. 셋째, 우리가 중독자인지 아닌지 분명한 태도를 가져야 한다. 넷째, 우리는 우리의 중독 문제를 어떻게 부정하고 있는지 탐색함으로써 자기 자신에게 정직해지는 연습을 해야 한다. 마지막으로, 우리는 12단계의 1단계에서 3단계까지를 검토해 보아야 한다. 이제 상기 과정에 대하여 각각 자세히 살펴보자.

중독에 관한 기본적 지식 습득

중독은 만성적이고 관리를 필요로 한다는 점에서 암이나 심장 질환과 비슷한 신체질환이다. 일부 사람들은 유전적으로 중독이 될 성향이 강하여 그렇지 않는 일반 사람들보다 알코올 및 중독 물질 사용에 있어 독특한 반응들을 보일 가능성이 높다. 이렇게 중독 성향이 강한 사람들이 – 물론 알코올 및 기타 중독 물질을 처음 사용 시에는 적절하게 조절이 될 수도 있겠지만 – 중독이 되기까지 필요한 조건이란 중독 물질을 사용하느냐 그렇지 않느냐에 달려 있다. 이렇게 시작이 되면 나머지 중독의 과정은 생화학적으로 저절로 진행되어 버린다.

사람들이 단지 심리적, 감정적 문제들이 있다고 해서 또는 역기능적 가족에서 성장하였다는 것 때문에 중독 물질에 의존되는 것은 아니다. 그러나 심리적인 감정적인 문제들을 가진 사람들 중에는 도움 청하기를 더 꺼려하기도 하며 회복을 위해 더 집중적인 치료가 필요한 사람들이 있다.

중독되었다는 것은 옳고 그름의 문제가 아니라, 단지 중독은 중독일 뿐이다. 심장질환이나 암, 당뇨를 가진 사람들이 도덕적으로 결점이 많은 것이 아닌 것처럼, 중독으로 고통받는 사람들 또한 그러하다. 중독은 도덕성의 결함 때문에 발생하는 질환은 아니다. 우리 자신에게 어떤 결점이나 잘못이 있기 때문에 중독이 생긴다고 생각한다면 그것은 재발을 부추기는 수치심과 죄책감만을 불러일으키게 될 것이다. 그러나 우리가 일단 병에 걸렸다는 사실을 인정하고 그리고 도움을 받고자 한다면 얼마든지 받을 수 있다는 사실을 안다면 이 병을 어떻게 해 보아야겠다는 책임감은 가져야 한다.

물질 중독은 하나의 질병이다. 중독은 천천히 그리고 예측할 수 있게 발생하며 시간을 두고 진행하는 과정을 거친다. 중독은 만성적이며, 평생 지속되는 질환이다. 중독은 없어지지 않는다. 중독자가 아무리 오랜 기간 단주 혹은 단약할 지라도 중독이라는 질병의 토대에서 작동하는 뇌나 신경체계에서 생겨난 변화는 사라지지 않는다. 많은 학자들은 심지어 단주 단약을 하고 있더라도 중독 질병은 진행되고 있다고 믿는다. 10년 또는 그 이상의 기간 동안 단주해온 사람들도 만약 재발을 한다면 재발했던 시점에서 다시 시작할 수 없고, 훨씬 더 병이 악화되는 것을 경험으로 알고 있다.

물질 중독은 결국 치명적인 결과를 낳는다. 만약 우리가 알코올 및 중독 물질을 지속적으로 사용하게 된다면, 결국 우리는 죽을 것이다. 이것은 복잡한 설명이 필요치 않다. 만약 우리가 살기를 원한다면 우리는 알코올 및 중독 물질 사용을 중단해야만 한다. 만일 죽고자 원한다면 중독 물질을 다시 사용하면 된다.

중독이 되면 습관적으로 자기 패배적 방식으로 생각하고, 느끼고 그리고 행동하게 된다. 비록 우리가 단주 또는 단약을 하더라도 12단계를 실천하고 상담을 받아 그런 습성을 변화시키지 않는 한 자기 파괴적인 습성은 사라지지 않을 것이다.

물질 중독은 우리의 사회생활에 치명적인 손상을 입힌다. 우리와 함께 깊은 관계를 유지해 오던 사람들은 우리가 중독이 되면서 변화를 맞이하게 된다. 우리가 중독 물질에 심각하게 노출되어 있으면, 우리 주변의 사람들은 훨씬 더 큰 스트레스를 경험하게 되고 심각한 문제가 발생한다. 이런 문제들에 대한 그들은 독특하면서도 당연한 듯 행동하는 패턴을 보이는데, 그런 특징적인 반응을 '공동의존'이라 한다. 따라서 회복을 제대로 하려면, 가족 전체가 함께하는 노력이 필요하다.

물질 중독은 진행성 질병이다. 물질중독의 초기에는 알코올 및 중독 물질에 대한 의존성이 점차 커지는 것이 특징이다. 우리는 자타에게 편안한 감정을 느끼기 위해 이러한 중독 물질을 필요로 한다. 중기에는 점차적인 조절력 상실이 특징적이다. 우리는 우리가 원하는 것보다 더 많이 더 심하게 더 자주 술을 마시고 물질을 사용하기 시작한다. 말기에는 황폐화되는 것이 특징이다. 우리는 신체적으로, 심리적으로, 사회적으로, 영적으로 병들게 되는 것이다.

만약 당신이 물질 중독 전문치료기관에 입원해 본 적이 있다면, 당신은 아마도 이러한 것들을 배울 수 있는 치료 회기에 참여해 보았을 것이다. 당신이 이런 정보에 대한 궁금함이 있던 그렇지 않든 간에, Merlene Miller와 저자가 공동 집필한 'Learning to Live Again-A Guide to Recovery from Alcoholism'과, James Milam과 Katherine Ketcham이 공동 집필한 'Under the Influence'라는 책이 도움이 될 것이다.

현존하는 문제 분석

현재 드러나고 있는 문제들은 우리 삶이 잘못된 방향으로 흘러가면서 생겨나는 것으로 알코올 중독 치료를 받도록 동기를 부여해 주는 것이기도 하다. 우리의 음주 문제는 가족, 친구들, 일, 재정적 또한 법적인 문제들까지도 야기했다. 이런 문제들은 너무 심각해서 우리가 무슨 수를 써야 한다는 것은 알고 있다. 하지만 우리가 조치를 취해 보려고 하는 어떤 수도 제대로 통할 것 같지는 않아 보인다.

이런 문제들을 탐색해 보기 위해, 종이 한 장을 꺼내자. 종이 중앙에서 아래로 한 줄을 그어서 두 개의 단을 만든다. 왼쪽 세로 단의 제일 위쪽에 '문제'라고 쓰자. 그리고 오른쪽 세로 단 제일 위쪽에는 '알코올 및 중독 물질 사용과의 관련성'이라고 표기하라.

왼쪽 단에는 당신이 살아오면서 경험했던 문제들 또는 현재 가지고 있는 주요 문제들의 목록을 기록하라. 각각의 문제 목록은 하나의 완성된 문장으로 작성해야 한다.

오른쪽 단에는 각각의 문제 목록과 바로 나란히 하여 그 문제가 어떻게 알코올 및 중독 물질 사용과 관련이 되는지 그 내용을 작성하면 된다. 세 가지 가능성으로 관련성이 있다.

1. 술을 마시거나 중독성 물질을 사용하는 자신의 문제를 직접적으로 야기할 수 있다. ("나는 술을 마시거나 마약을 사용한다. 그래서 문제가 생기는 것이다.")
2. 당신은 당신의 문제들을 회피하기 위해 술을 마시거나 약을 사용한다. ("나의 문제들은 스트레스가 너무 심해서 이를 대처하기 위해 술을 마시거나 마약을 사용하는 것이다.")
3. 알코올 및 중독 물질 사용은 기존에 이미 존재하고 있는 문제들을 더욱 악화시킬 수 있다. ("나에게 문제가 있고, 이 문제를 대처하기 위한 노력의 일환으로 술을 마신다. 그런데 음주는 문제를 더욱 악화시킬 뿐이다.")

아래에 몇 가지 가능한 예시가 있다. :

문제	**알코올 및 중독 물질 사용과의 관련성**
1. 나는 종종 지각도 하고, 잦은 실수를 하기 때문에 직장에서 문제가 있다.	1-1. 나는 음주로 인한 숙취로 지각을 한다. 1-2. 나는 숙취 때문에 실수를 하기도 하거나 음주하고 싶은 갈망 때문에 빨리 자리를 뜨고 싶어 안달이 난다

2. 내가 화를 내고, 아내와 아이들을 폭행하고 내가 좀처럼 집에 있지 않아 아내는 이혼을 원한다.	2–1. 나는 아내가 내가 술 마신다고 불평을 해서 화를 낸다. 2–2. 나는 취했을 때나 숙취가 심할 때에만 아내를 폭행한다.
3. 형은 나와 대화조차 하지 않으려 하며 우리 집 식구들을 더 이상 초대하지도 않는다.	3. 내가 조카딸 졸업 파티장에서 술이 취해 소란을 피웠던 일로 형은 아직도 내게 화가 나 있다. 나는 나 스스로 멍청한 짓을 했고 형과 조카딸을 당혹스럽게 만들었다.
4. 나는 파산 상태다. 나는 내 수중에 더 이상 돈이 남아나지를 않는다.	4–1. 나는 필요 이상으로 술 마시는데 많은 돈을 소비한다 4–2. 가족과 시간을 많이 보내지 못하는 것을 만회하기 위해 선물 사는데 많은 돈을 지출한다.

자신의 중독 여부 판단

만약에 당신이 처음으로 자신의 중독 물질 사용에 대한 과거를 탐색해 보는 것이라면 먼저 중독에 관한 사실들이 자신과는 얼마나 많이 일치가 되는지를 확인해 보아야 한다. 이것은 매우 중요한 결정으로서 당신 혼자해서는 안 된다. 당신은 자격이 있는 알코올 및 약물 관련 전문 상담가 또는 AA 후원자의 도움을 받을 수도 있다. 다음에 제시된 12가지 질문들은 물질 의존여부를 평가하는 정신장애 진단 및 통계 편람, 4판 (DSM-IV-R)의 기준에 기반을 두고 만들어졌으며 많은 상담가들이 중독자인지 아닌지를 평가하기 위해 사용하고 있다. 펜을 가지고 당신은 어느 상태인지 체크해 보라.

예	아니오	당신은 의도했던 것보다 더 많은 양의 술을 마시고 약물을 사용했던 적이 있는가?
예	아니오	당신은 의도했던 것보다 더 오랜 시간동안 술을 마시고 약물을 사용했던 적이 있는가?
예	아니오	당신은 알코올 및 중독 물질을 줄이거나 조절하려는 지속적인 바람을 과거에 가져 본 적이 있거나 현재 가지고 있는가?
예	아니오	당신은 중독 물질사용을 줄이거나 조절하려는 시도를 해 본적이 있는가?
예	아니오	당신은 자신이 의도 했던 것 보다 더 많은 시간을 중독 물질을 사용하기 전 준비하는데, 실제로 중독 물질을 사용하는데, 그리고 중독 행위 후 회복하는데 소비되는가?
예	아니오	당신은 취기 상태, 숙취, 금단 등으로 인해 삶의 중요한 책임을 지지 못한 적이 있는가?
예	아니오	당신은 알코올 및 중독 물질사용 때문에 일이나 사회활동, 여가활동 등을 포기한 적이 있는가?

예	아니오	당신은 알코올 및 중독 물질 사용으로 인해 야기되었거나 더 악화되었던 신체적, 심리적, 사회적 문제들을 과거에 겪어본 적이 있는가?
예	아니오	알코올 및 중독 물질사용이 신체적, 심리적, 사회적인 문제들을 더 악화 시킨다는 사실을 알면서도 계속 사용하고 있는가?
예	아니오	당신은 중독 물질을 처음 사용한 이후로 내성 (취기를 느끼지 않고 많은 양의 알코올이나 중독 물질을 사용할 수 있는 정도)이 급격히 증가하였는가?
예	아니오	당신은 알코올 및 중독 물질을 사용한 후 그날에 신체적으로 불편하거나 아팠던 적이 있는가?
예	아니오	당신은 몸이 좋지 않아서 또는 숙취를 없애기 위해 알코올 및 중독 물질을 사용한 적이 있는가?

(* 상기 질문들은 정신장애 진단 및 통계 편람, 4판. (저작권 1994, 미국정신의학회)에 기초한 것이다.)

만약 당신이 상기 질문들에 3문항 이상 예라고 답했다면 당신은 중독되었을 가능성이 크다. 만약 6문항 이상 예라고 답했다면 당신은 확실히 중독된 상태이다. 만약 9문항 이상 예라고 답했다면, 당신의 중독은 상당히 진행된 상태이다.

자신의 부정 패턴 확인

방금 체크해 본 이런 설문지를 처음 받아보는 사람이라면 대부분 정직하게 작성할 필요 없다고 속으로 생각할 것이다. 이런 현상은 일반적인 것이다. 이런 반응을 '부정'이라고 한다.

우리 대부분은 우리가 중독되었다는 사실을 모른 체하면서 자신을 보호하기 위해서 부정이라는 방어를 사용한다. 가장 단순한 형태의 부정은 정보 및 이해의 부재 상태이다. 우리는 우리가 이해할 수 없는 증상들을 경험하기 때문에 우리는 그러한 경험들을 생각 밖으로 밀어낸다. 부정은 의식적 억압이 될 수 있다. 우리는 어떤 고통스러운 경험을 하고 있다는 것을 의식하고 있지만 왜 그 고통이 생기는지를 대면하기에는 수치스럽고 죄책감이 들고 꺼려지기 때문에 그 고통스러운 경험을 의식적인 마음에서 몰아내게 된다. 부정의 가장 심각한 상태는 무의식적인 억압–만성적으로 적응되어 그 고통을 잘 인식하지 못하는 것으로 우리는 그러한 사실을 단지 알고 싶어 하지 않는 것이다–이다. 그리고 그 결과로 우리는 그 고통스럽고 원치 않는 증상들이 어디서부터 시작되었는지도 모른 채 경험할 뿐이다.

부정의 수준에 따라 다음 3가지 정도로 구분해 볼 수 있다.

- 가벼운 부정 – 주변 상황을 파악하는데 필요한 정보나 이해가 부재한 상태
- 중등도의 부정 – 마음속의 원치 않는 기억이나 생각들을 의식적으로 거부하는 상태

- 심한 부정 – 원치 않는 기억이나 생각들을 무의식적으로 억압하는 상태. 이 경우 어떤 이유로 부정적인 증상들이 유발되는지를 모른다면 그 증상은 사라지지 않는다.

자신의 문제로 드러난 자신의 중독을 지금은 어떤 식으로 부정하고 있으며 과거에는 어떻게 부정을 했었는지를 알아차려야 한다. 다음의 질문들은 대부분의 중독자들이 사용하는 흔한 부정 패턴들인데 이 검사를 통해 당신도 어떤 부정 패턴을 사용하는지 알 수 있다. 다음의 핵심 문장들은 당신 자신의 부정 패턴을 인식하는데 도움이 될 것이다. 2개의 질문이 제시되는데 각각의 질문에 어떻게 점수를 줄 것인지에 대한 아래의 안내를 참고하여 답해 보라.

"얼마나 자주 이러한 부정 패턴을 사용하는가?"라는 질문에 대해서는 다음과 같이 답할 수 있다.

전혀 없음 = 나는 전혀 부정을 사용하지 않는다.
때때로 = 나는 일주일에 한번 이하로 부정을 사용한다.
자주 = 나는 대략 하루에 한번 정도 부정을 사용한다.
매우 자주 = 나는 하루 동안 여러 번 부정을 사용한다.

"내가 사용하는 부정 패턴은 얼마나 심한가?"라는 질문에 대해서는 다음과 같이 답할 수 있다.

매우 강함 = 많은 노력에도 불구하고 부정 패턴을 사용하지 않고 말하기 어렵다.

강함 = 나는 부정 패턴을 자주 사용하지만 적절한 노력을 하면 부정 패턴을 사용하지 않고 말할 수 있다.

약함 = 나는 부정 패턴을 사용하지 않고 말하는 것이 어렵지 않다.

매우 약함 = 부정 패턴을 사용하지 않고 말하는 것은 나에게는 아주 쉬운 일이다.

1. 절대부정

"아니, 나는 아니다. 나는 문제없어."

1) 얼마나 자주 사용하는가?

□ 전혀 없음 □ 때때로 □ 자주 □ 매우 자주

2) 강도는 어느 정도인가?

□ 매우 강함 □ 강함 □ 약함 □ 매우 약함

2. 최소화

"나의 음주 문제는 그렇게 나쁘지 않다. 나도 문제가 있다는 것을 알지만, 사람들이 생각하는 만큼 그렇게 심각한 문제는 아니다."

1) 얼마나 자주 사용하는가?

□ 전혀 없음 □ 때때로 □ 자주 □ 매우 자주

2) 강도는 어느 정도인가?

□ 매우 강함 □ 강함 □ 약함 □ 매우 약함

3. 소극적 회피

"나는 그 문제에 대해서만은 말하지 않았으면 좋겠다. 나머지 것들에 대해서는 이야기 하겠지만 술 마시는 것에 대해서는 어떤 말도 하고 싶지 않다."

1) 얼마나 자주 사용하는가?

□ 전혀 없음 □ 때때로 □ 자주 □ 매우 자주

2) 강도는 어느 정도인가?

□ 매우 강함 □ 강함 □ 약함 □ 매우 약함

4. 대안제시형 회피

"내가 알코올 중독자라는 주제에 대해서는 말하고 싶지 않다. 그러나 나머지 것들에 대해서라면 당신이 질리도록 이야기 해줄 수 있다."

1) 얼마나 자주 사용하는가?

□ 전혀 없음 □때때로 □자주 □매우 자주

2) 강도는 어느 정도인가?

☐ 매우 강함 ☐강함 ☐약함 ☐매우 약함

5. 공격성 회피

"만약 당신이 나를 압박하여 나의 음주 문제를 이야기 하게 한다면 나는 극단적인 행동을 하겠다. "

1) 얼마나 자주 사용하는가?

☐ 전혀 없음 ☐때때로 ☐자주 ☐매우 자주

2) 강도는 어느 정도인가?

☐ 매우 강함 ☐강함 ☐약함 ☐매우 약함

6. 희생양 만들기

"나는 나의 아내 때문에 / 일 때문에 술을 마시는 것뿐이다. 만약 당신도 나의 아내와 같은 사람과 같이 산다면/저와 같은 일을 한다면 당신도 나처럼 술을 많이 마실 수밖에 없을 것이다.", "나의 상사만 아니라면, 나는 그렇게 술을 많이 마시진 않을 것이다.", "당신이 실력 없는 치료자이기 때문에 내가 단주를 못하는 것뿐이다."

1) 얼마나 자주 사용하는가?

☐ 전혀 없음 ☐때때로 ☐자주 ☐매우 자주

2) 강도는 어느 정도인가?

□ 매우 강함 □강함 □약함 □매우 약함

7. 합리화

"누군가 나의 알코올 및 중독 물질 사용으로 인한 문제를 지적한다면 주변 사람들에게 나름대로 합리적인 이유를 둘러대며 나 자신을 합리화 시킬 수 있다. "

1) 얼마나 자주 사용하는가?

□ 전혀 없음 □때때로 □자주 □매우 자주

2) 강도는 어느 정도인가?

□ 매우 강함 □강함 □약함 □매우 약함

8. 지식화

"남용 수준의 음주 문제와 중독 문제는 사회 문화적 또는 어쩌고저쩌고 하는 등의 원인에 기인한다."

1) 얼마나 자주 사용하는가?

□ 전혀 없음 □때때로 □자주 □매우 자주

2) 강도는 어느 정도인가?

□ 매우 강함 □강함 □약함 □매우 약함

9. 비교

"나는 나의 상사만큼 술을 많이 마시지는 않는다. 그런 그도 술로 문제되는 것은 없다.", "Charlie 삼촌은 하루 중 거의 반 정도는 술을 마시고 살았다. 그래도 삼촌은 오래 살았다."

1) 얼마나 자주 사용하는가?

□ 전혀 없음 □때때로 □자주 □매우 자주

2) 강도는 어느 정도인가?

□ 매우 강함 □강함 □약함 □매우 약함

10. 도움에 대한 거절

"나의 병은 갈 때 까지 갔기 때문에 어떤 도움도 필요 없다. 당신은 나처럼 황폐화된 늙은 주정뱅이가 삶의 습관을 바꿀 수 있다고 기대하느냐?"

1) 얼마나 자주 사용하는가?

□ 전혀 없음 □때때로 □자주 □매우 자주

2) 강도는 어느 정도인가?

□ 매우 강함 □강함 □약함 □매우 약함

11. 건강 문제로 치부

"나는 막 술 끊기로 결심했다. 그리고 내 건강에 무슨 문제가 있는지 이미 다 알고 있다. 그러니까 문제는 다 해결된 것 아닌가? 술을 다시 마시면 내 건강이 어떻게 된다는 사실을 이미 잘 알고 있으니 말이다." (그러니, 당신은 내 문제에 대해 신경쓰지 마라)

1) 얼마나 자주 사용하는가?

☐ 전혀 없음 ☐ 때때로 ☐ 자주 ☐ 매우 자주

2) 강도는 어느 정도인가?

☐ 매우 강함 ☐ 강함 ☐ 약함 ☐ 매우 약함

12. 마음에 없는 단주 맹세

"계속 술을 마신다면 나는 병이 나서 죽을 것이므로 나는 다시는 술을 마실 수 없다. 이런 결과로 인해 무서워서 영원히 단주할 것이다. 만약 계속 술을 마신다면 나는 내 삶이 얼마나 끔찍할지 알고 있다. 나는 다시는 술을 마시지 않을 것으로 믿고 있기 때문에 치료 따위는 필요 없다."

1) 얼마나 자주 사용하는가?

☐ 전혀 없음 ☐ 때때로 ☐ 자주 ☐ 매우 자주

2) 강도는 어느 정도인가?

☐ 매우 강함 ☐ 강함 ☐ 약함 ☐ 매우 약함

13. 순응

"만약 당신이 나를 간섭하면서 성가시게 하지만 않는다면 나는 당신이 하라는 것은 뭐든지 다 하겠다. 분명히 당신 말대로 다 따르게 되면 나도 잘 될 거다."

1) 얼마나 자주 사용하는가?

□ 전혀 없음 □ 때때로 □ 자주 □ 매우 자주

2) 강도는 어느 정도인가?

□ 매우 강함 □ 강함 □ 약함 □ 매우 약함

14. 조종

"나는 당신의 도움을 받겠지만 당신은 나를 대신해서 그것을 해야만 할 것이다. 만약에 당신이 내가 원치 않는 일을 하라고 강요한다면 나는 결국 술을 마시게 될 것이다."

1) 얼마나 자주 사용하는가?

□ 전혀 없음 □ 때때로 □ 자주 □ 매우 자주

2) 강도는 어느 정도인가?

□ 매우 강함 □ 강함 □ 약함 □ 매우 약함

15. '죽는 것도 내 자유'라는 식의 태도

"설령 내가 알코올 중독자이고 죽는다 할지라도 나는 술을 계속 먹다가 죽을 수 있는 권리를 갖고 있다."

1) 얼마나 자주 사용하는가?

☐ 전혀 없음 ☐때때로 ☐자주 ☐매우자주

2) 강도는 어느 정도인가?

☐ 매우 강함 ☐강함 ☐약함 ☐매우 약함

AA 12단계의 실행

숙고 전 단계에서 숙고단계로의 과도기 동안에 대부분의 중독자들은 무의식적이긴 하지만 경험적으로 AA의 12단계 중 첫 세 단계들을 수행한다. 이 기간 동안 우리는 알코올 및 중독 물질에 무력함을 경험한다. 그리고 그 결과로 우리는 우리 삶을 책임질 수 없음을 경험한다. 우리는 우리 자신보다 더 위대한 힘의 도움을 청하는 것이 필요하다. 또한 우리를 도울 수 있는 대상들을 적극적으로 찾으려고 애써야 한다. 뿐만 아니라 우리는 도움을 받겠다는 기꺼운 마음의 자세를 가져야 한다.

1단계

지난날 알코올 및 중독 물질 사용의 과거를 검토한 후에, 우리는 AA의 12단계 중 제1단계를 의식적으로 실행하려는 준비를 하게 된다. [1)]

1) Reprinted with permission of AA World Services, Inc., New York, N.Y. The Twelve Steps of AA appear in Appendix One.

제1단계 : 우리는 알코올에 무력했으며 우리의 삶을 수습할 수 없게 되었다는 것을 시인했다.

AA에서 발간된 빅북(익명의 알코올 중독자들)에는 정식적인 제1단계를 어떻게 실행하는지에 대한 설명들이 나와 있다. 아니면 1단계를 어떻게 실천하는지를 설명하고 있는 '제1단계 : 회복의 기초' The Foundation of Recovery[2] 라는 소책자를 참고해도 좋다

제1단계를 실천하는 아주 간단한 방법은 당신이 생각하기에 알코올 및 다른 중독 물질에 무력한 이유를 모두 리스트로 작성해 보는 것이다, 그리고 알코올 및 중독 물질 사용으로 인해 생긴 모든 문제점들 목록으로 작성해 보는 것이다.

이러한 항목들이 모두 작성이 되고 상담가와 함께 검토도 해보고 그리고 지지 집단 또는 12단계 모임에서 토의를 거치게 되면 이렇게 작성된 항목들은 자신들의 중독문제를 인식하도록 돕는데 효과적이다.

내 경험으로 보자면 단주를 하고 있는 사람들을 대상으로 해서 이런 방식으로 자신들의 알코올 및 중독 물질 사용에 대한 검토를 실행한 중독자들의 약 80%가 자신들의 중독 문제를 명확하게 인식하였다. 이런 과정이 쉬운 것은 아니다. 그러나 이런 과정을 거치면 그들이 중독 상태에 있다는 사실을 의식적으로 인식하도록 하는데 도움이 될 것이다.

알코올 및 중독 물질 사용을 중단하기로 결심할 때, 우리는 AA

2) William Springborn, Step One: The Foundation of Recovery (Center, Minn:Hazelden Educational Materials,1895).

의 1단계를 실천하기 시작한 것이다.

도움의 필요성에 대한 인식

숙고 전 단계에서 숙고단계로의 과도기는 우리가 도움이 필요한 단계에 있다는 사실을 인식하고 중독과 회복에 관해 잘 알고 있는 사람들의 도움을 요청할 때 마무리가 된다.

과도기 동안 이따금 우리는 단주가 필요하다는 것은 받아들이긴 하나, 여전히 다른 사람들의 도움이 필요하다는 것은 받아들이지 않는다. 이에 대한 우리의 변명들은 다음과 같다 : "나는 내가 알코올 및 중독 물질을 다룰 수 없다는 것은 알고 있다. 그래서 나는 단주(단약)가 필요하다. 따라서 나는 단주(단약)할 것이다. 하지만 나는 의지력이 있다. 그리고 나의 힘(자원들)으로 단주(단약)할 수 있을 것이다." 그러나 이러한 접근 방식은 대부분 실패하게 된다.

우리는 혼자 힘으로는 회복할 수 없다. 가장 평범한 진실은 우리가 회복하기 위해서는 도움이 필요하다는 것이다. 일련의 시도와 실패를 반복한 후에 대부분 우리는 그 사실을 알게 된다. 우리는 도움이 필요하다는 것을 인식하고, 기꺼이 도움을 찾고자 한다. 그리고 누군가가 도움의 손길을 내밀면 도움을 받아들인다. 도움이 필요하다는 사실을 받아들이는 이러한 태도가 가장 중요한 결정적인 요소가 된다.

혼자 힘으로 단주해 보려고 발버둥을 쳐 보았지만 반복되는 실패를 거듭하게 되면서 결국은 제2단계를 하지 않을 수 없게 된다.

제2단계 : 우리보다 위대하신 '힘'이 우리를 건전한 본 정신으로 돌아오게 해 주실 수 있다는 것을 믿게 되었다.

제2단계를 다른 말로 표현하자면 우리 자신에게 심각하게 잘못된 부분이 있다는 것을 인식하고 그러한 문제를 우리 자신 혼자 힘으로는 이해할 수도, 고칠 수도 없음을 우리가 인정하는 단계이다. 우리는 우리보다 더 강하고, 현명하며, 더 위대하신 존재의 도움을 필요로 하는 것이다.

이 시점에서 우리가 어떤 종류의 도움을 구하는가 하는 것은 매우 중요한 문제이다. 알코올 및 중독 물질 사용으로 인해 문제가 있는 사람이라면 물질 중독에 관한 전문적인 지식이 있는 사람들로부터 도움을 구해야 하는 것이 바람직한 것이다. 정신 건강 의학 전문의, 내과 전문의, 심리학자, 사회 복지사 그리고 성직자들이라고 해서 모두가 중독이 어떤 병인지 잘 알고 있는 것은 아니다. 아직도 많은 사람들은 중독을 유발시켰던 근원적인 문제들을 발견하고 치료한 뒤에는 조절음주가 가능하다고 믿고 있다. 이것은 중독을 몰라도 너무 모르는 것이다. 우리는 중독에 관한 전문가들과 회복을 잘 하고 있는 사람들에게 도움을 청하는 것이 반드시 필요하다. 다른 사람들의 도움을 수용하는 것을 배울 때 우리는 다음의 과정들을 반드시 거쳐야 한다.

- 알코올 및 중독 물질 사용으로 인해 유발된 문제점들을 인정하기

- 단주, 단약이 필요함을 인정하기
- 도움이 필요함을 인정하기

이 시기 동안에 우리가 해야 할 중요한 일은 알코올 및 중독 물질 사용을 기꺼이 포기하고 단주와 회복 생활을 잘 하고 있는 사람들의 도움을 적극적으로 요청해야 한다. 이 시점에서 대부분의 우리는 왜 이렇게 해야 하는지에 대한 이유를 충분히 이해하지는 못한다. 그동안 우리는 중독 물질을 조절하기 위해서 자신의 힘으로 할 수 있는 모든 것을 다 해 보았지만 비참하게 실패했다는 것만은 우리가 똑똑히 알고 있다. AA에서는 이런 경험 과정을 "바닥치기"라고 부른다. 이제 우리는 알코올 및 중독 물질을 사용하지 않고 의미 있고 평온한 삶을 사는 방법을 찾는 것이 필요하다.

우리는 회복과 12단계들을 체험적이면서도 의식적으로 병행하여 경험하는 것이 반드시 필요하다. 우리는 어떤 일들을 경험할 때 그 일이 어떤 것이며 그리고 왜 그런 일이 일어나는지에 대한 의식적인 자각은 없이 여러 번 반복하여 경험할 수 있다. 우리 대부분은 알코올 및 중독 물질에 무력하다는 명백한 해결책에 도달하지 못하기 때문에, 우리는 자신의 음주와 물질 사용을 조절하고자 시도하고 또 실패한다. 나는 내가 아무리 노력하여도 중독 물질사용을 조절할 수 없다. 의식적인 자각이 될 때 우리는 무슨 일이 일어나고 있는지를 알 수 있다. 우리는 무엇이 잘못되고 있는지 말로 글로써 기술할 수 있다. 이런 자각이 생길 때 "알코올 및 중독 물질 사용을 조절할 수 없기 때문에 나는 알코올 중독자이며 나의 삶을 수습할 수 없게 되었다." 라고 말할 수 있는 것이다. 이때 우리는 온전한 삶을 살기 위해 무엇을 해야 할 지 알아 차릴 수 있게 되는 것이다.

12단계 중 첫 세 단계를 어떻게 실천할 것인가?

회복 과정 중에 과도기를 마무리할 때에 이르게 되면, 12단계의 1단계, 2단계, 그리고 3단계의 의미들을 구분하기 시작할 것이다. 이 세 단계들을 간단하게 요약하다면 다음과 같다.)

제1단계 : 나는 할 수 없다.
제2단계 : 나 외의 누군가는 할 수 있다.
제3단계 : 나는 그들의 도움에 맡기겠다.

제1단계 : 나는 할 수 없다

제1단계에는 두 부분으로 구성된다. 첫 번째 부분은 알코올 및 중독 물질에 무력하다는 것을 인정하는 것이다. 두 번째 부분은 알코올 및 중독 물질사용으로 인하여 우리는 우리 자신의 삶의 많은 영역들을 처리할 수 없게 되었다는 것을 인정하는 것이다.

익명의 약물중독자들 모임에서는 1단계를 다음과 같이 약간 수정하여 읽는다. "우리는 우리 자신의 중독에 무력하며 우리의 삶을 수습할 수 없게 되었다는 것을 인정했다." [3] 나는 1단계가 이런 식으로 표현된 것이 개인적으로 마음에 든다. 우리는 그동안 우리가 사용했던 알코올 및 중독 물질에 대해서만 무력한 것이 아니라 우리의 중독이 미친 삶의 모든 영역에 대해 무력한 것이다. 그래서 우리는 신체적으로, 정신적으로, 사회적으로 그리고 영적으로 회복되어야 한다.

회복 중인 사람들과 함께 제1단계에 대해 논의할 때, 나는 종종 이 단계에 대해 이해하기 쉬운 표현으로 다음과 같이 바꾸어 표현한다. : "나 혼자 힘으로는 나의 중독으로부터 회복될 수 없다; 나는 다른 분들의 도움이 필요하다. 나는 다른 이들의 도움 없이 오로지 나 혼자서는 나의 모든 삶을 재건할 수 없다.

제2단계 : 나 외의 누군가는 할 수 있다

제2단계는 온전한 정신(sanity, 본정신)이라는 단어를 사용한다. 만약 우리가 온전한(본) 정신으로 다시 회복되는 것이 필요하다면, 그것은 우리의 중독 생활을 통해 우리가 제정신이 아니었다는 것을 의미한다. 제 정신이 아니라는 것은 우리가 자신의 정신을 정상적인 방법으로 사용할 능력이 부재한 상태임을 의미한다. 건강한 사람들은 자신들의 정신을 잘 사용함으로 명확하고 합리적으로 사고하며 자신들의 감정이나 느낌들을 잘 알아차리고 적절하게 관리 할 줄 알며 그리고 긍정적인 방식으로 행동한다. 건강한 사람들은 자기

3) Adapted from the Twelve Steps of Alcoholic Anonymous and reprinted with permission of AA world Services, Inc., .New York, N. Y.

파괴적으로 행동하지 않는다. 제2단계는 합리적으로 사고할 수 있고 우리의 감정과 느낌을 관리하도록 하며 우리가 책임감 있는 행동을 할 수 있게 해 주는 우리의 능력들을 그 무엇인가가 파괴시켰다는 사실을 우리에게 가르쳐 준다. 그 무엇인가는 바로 우리의 중독인 것이다.

Joseph Martin 신부님은 본 정신을 소유한 사람들이란 행동하기 전에 미리 대비하고 행동한 뒤에 스스로를 평가하는 사람들이라고 설명한다. 다른 말로 표현하자면, 그들은 준비하고 그리고 행동하며 그러고 난 뒤 그것이 어떻게 잘 진행되었는지를 평가한다. 사격수들에게 비유하자면 이렇게 간단히 표현할 수 있다 : "준비, 조준, 발사."

중독으로 인해 본정신을 놓치고 힘겹게 살아가는 중독자들은 약간 다른 방식으로 삶을 살아간다. 그들의 삶의 궤적을 일별해 보면 이들은 충동적으로 행동하고 자신의 행동에 후회하며 그리고 그 결과를 남 탓으로 돌린다. 앞서 비유한 사격수들의 용어로 바꾸어 표현하면 "준비, 발사, 자기 발등 날려 버리기, 조준 그리고 다른 사람 비난하기"로 순서도 바뀌어 있고 조준 대상도 엉터리인 것이다.

제2단계는 우리 보다 위대한 힘으로부터 그리고 다른 사람들로부터 얼마든지 도움을 받을 수 있다는 사실을 우리에게 알려주고 있다. 우리가 제2단계를 실천하게 되면 12단계 프로그램을 실천하면서 본 정신을 경험한 많은 회복자들이 중독에 대해 우리보다 훨씬 명확하고 합리적으로 사고할 수 있다는 사실을 믿게 된다. 이들은 사람의 생명을 구하는 중요한 정보들을 우리에게 제공해 준다. 이들은 중독의 결과로 우리가 경험하고 있는 감정과 정서를 잘 이해하고 있는 사람들이다. 그들은 우리가 정서적으로 성숙할 수 있도록 도와줄 수 있는 사람들이다. 그러나 다른 사람들이 우리에게 줄 수 없는 것이 한 가지 있다. 그것은 회복할 수 있다는 용기와 힘과 그리고 희망이다. 이러한 용기와 힘과 희망을 발견하기 위해서 우리는 우리가 이해하게 된 대로의 신, 더 위대한 힘에게 의지해야만 한다.

제3단계 : 나는 그들의 도움에 맡기겠다

제3단계는 우리가 기꺼이 하겠다는 마음이 되어야 한다는 것을 알려주고 있다. 우리는 기꺼이 도움을 요청해야 할 뿐만 아니라 기꺼이 그 지시를 따라야 한다. 우리의 의지를 누군가에게 맡긴다고 할 때 이 말의 뜻은 우리가 그 지시를 마음에 들어 하든 그렇지 않든 그 지시를 따르겠다는 말이다. 우리가 전문가의 도움을 받는다고 할 때 그 전문가는 우리가 해야 할 일을 알려 주면 우리는 그것을 행동으로 옮긴다. 전문가로부터 받은 지시사항들을 어떻게 따를 것인지를 배우는 것은 회복에 있어 중요한 부분을 차지한다. 이것은 그동안 주장했던 자기 원리가 아닌 다른 삶의 원리, 즉 회복의 원리들을 중심으로 자신의 삶을 기꺼이 재건축 한다는 뜻이다.

<u>제3단계 : 우리가 이해하게 된 대로, 그 신의 돌보심에 우리의 의지와 생명을 맡기기로 결정했다.</u>

한참 중독 상태에 있는 사람들에게는 중독 그 자체가 그들의 신이다. 우리가 무엇인가를 삶의 중심에 두게 되면 우리는 그것을 신처럼 신봉하게 되고 그 대상이 사물이건 사람이건 그것에 엄청난 시간과 에너지, 그리고 자원들을 쏟아 부어 자신의 삶의 가장 중요한 것인 양 애지중지 하게 된다. 알코올 및 중독 물질 중독자에게, 이러한 알코올 및 중독 물질들은 이러한 비유에 잘 들어맞는다. 우리는 많은 시간을 알코올 및 중독 물질을 사용하기 위해 준비하는데 사용했으며 또다시 중독 물질을 사용할 수 있기 위하여 중독 행위 후 생긴 손상들을 만회하기 위해서도 많은 시간들 투자하는 그런 삶을 중심으로 살아왔다. 우리는 음주와 마약의 장점만을 가치 있게 여겼다. 우리는 알코올 및 중독 물질 사용이 우리를 구원할 수 있을 것이라 믿었다. 우리는 많은 시간, 에너지, 돈 그리고 개인적인 자원을 우리의 음주와 마약사용에 쏟아 부었다. 매우 자주, 우리는 너무나 종종 우리의 중독을 유지하기 위해서 우리 삶의 중요한 영역들을 기꺼이 포기하려고 하였다).

나는 종종 제3단계를 이해하기 쉽도록 다음과 같이 바꾸어 말한다. “나는 도움을 청할 것이고 그의 뜻 (지시, 지도, 안내)을 기꺼이 따를 것이다.”

제 3 장

안정화기

중독의 후유증 극복

회복의 안정화 단계 동안에 일어나는 4가지 중요한 일은 다음과 같다.

- 우리는 중독물질사용으로 인한 신체적 금단증상으로부터 회복하게 된다.
- 우리는 중독물질에 대한 강박적 집착을 처리한다.
- 우리는 알코올 및 중독 물질을 사용하지 않고 문제를 해결하는 방법을 배운다.
- 우리는 희망과 동기를 발달시킨다.

위의 4가지 항목에 대해 자세히 살펴보도록 하자.

신체적 금단으로부터 회복

안정화 초기에는 우리가 여전히 알코올 및 중독 물질을 사용하고 있다. 우리는 멈추기를 원하고 이를 시도할 때, 신체적으로 고통을 느끼게 된다. 그 고통을 금단이라고 부른다.

신체적 금단에는 2가지 타입이 있는데 급성금단(단기간) 그리고 후기 혹은 만성금단(장기간)이다. 우리가 음주와 마약 사용을 멈추려고 할 때 우리는 급성금단에 의해 발생하는 심각한 증상들을 경험하게 된다. 이 증상들은 하루에서 10일 정도 지속된다. 이에 반해 후기 혹은 만성금단증상은 6개월에서 16개월 정도까지 우리에게 고통을 줄 수 있다.

급성금단증상을 경험하는 일부 사람은 치료의 도움을 받으려 하지만 다른 사람들은 치료를 받지 않고 그냥 견디어 낸다. 급성금단 증상 치료를 위해서는 여러 중독 치료 프로그램에서 보듯이 보통은 의학적인 관리가 필요하다. 대체적으로 3 내지 5일이 지나면 급성금단으로부터 회복된다. 급성금단 증상이 종료되면 우리 스스로가 그 증세를 잘 이겨냈다고 생각할 수도 있다. 그러면서 이렇게 생각할 수 있다. "가장 나쁜 상황은 끝났다. 남은 회복도 쉽게 풀릴 것이다." 이것은 어떤 사람에게는 진실이다. 그러나 우리의 절반 이상은 놀라운 상황에 빠진다. 이 놀라운 상황이란 바로 만성금단이라는 것을 겪게 되는 것이다.

만성금단증상은 다음 현상들이 나타난다.

- 명료하게 생각하지 못함
- 느낌이나 감정 관리의 어려움

- 잦은 사고를 겪게 됨
- 스트레스 관리에 어려움
- 기억력장애
- 충분한 수면장애 등등

낮은 수준의 스트레스를 경험할 때는 그 증상들이 덜 심각하게 나타난다. 그러나 스트레스의 수준이 높아진다면 증상들이 강력하게 되살아난다. 후기금단증상을 잘 모를 경우 '우리가 마치 미친 사람이 아닌가?'라는 착각을 하기 쉽다. 잠깐은 괜찮은 것 같이 느끼지만 곧 스트레스 상황이 오면 우리의 뇌는 얼빠진 상태가 된다. 많은 회복자들이 이러한 상태를 '중독의 몽롱한 상태'에 빠져 있었다고 자신들의 경험을 설명한다. 만약 우리가 장기간 동안 스트레스 하에 놓이게 되면 사고가 쉽게 일어나게 될 것이고 불면증으로 고생할 것이며 결과적으로 정서적 신체적으로 붕괴될 것이다.

대부분의 회복 중인 사람들은 이런 증상에 대비가 되어있지 않다. 지금까지 아무도 그들에게 만성금단증상에 대해서 말해준 적이 없다. 그들은 2-3주 후가 되면 그들의 뇌가 정상으로 돌아오게 될 것이라고 생각한다. 이들은 이런 증상들을 겪게 되면서 자신들이 미쳤다고 여기거나 아니면 자신들이 실천하는 치료나 회복 프로그램들이 효과가 없다고 왜곡할 수 있다.

이 증상들은 여러 가지 이름들로 불린다. AA에서는 '마른주정' 또는 '생단주'라고 부른다. 많은 의사들은 이러한 증상을 '중독 상태' 또는 '뇌가 중독에 빠져 있는 상태'라고 표현하기도 하고 '가역적인 뇌기능 장애'라고도 표현한다. 이러한 증상들이 조절 불능 상태에 이르게 되면 흔히 이런 증상들을 '재발경고증상' 또는 '재음주촉진상태'라고 부른다.

이러한 증상을 뭐라고 부르든지 간에 중요한 것은 모두는 아닐지라도 대부분의 약물 중독으로부터 회복하는 사람들이 이러한 증상을 경험한다는 사실을 인식해야 한다는 것이다. 만성금단 증상의 분류는 대략 다음과 같다. 약물 중독자의 거의 1/3은 매우 약한 만성금단증상을 경험한다. 금단 증상들이 나타나기는 하지만 매우 약하게 지나간다. 그들은 약간의 노력으로도 쉽게 만성금단 증상으로부터 오는 불쾌감을 극복할 수 있다. 이러한 증상은 특별한 치료 없이도 쉽게 해결된다.

회복자들의 또 다른 1/3의 사람들은 중간 정도의 만성금단증상을 경험한다. 이 사람들은 약한 스트레스를 경험할 때는 편안함을 느낀다. 그러나 스트레스가 증가하면 그 증상들은 심해지기 시작한다, 만약 스트레스가 충분히 더 악화되면 그들은 술 앞에서 정직해질 능력을 상실해 버린다. 높은 정도의 스트레스에서는 재발위험이 커진다.

마지막으로 나머지 1/3의 회복자들은 심한 만성금단증상을 경험한다. 그들의 뇌는 만성적인 알코올 후유증과 강한 마약 중독으로 인해 너무나 심하게 중독되어 있기 때문에 심지어 약한 스트레스 상황에서도 기억력에 문제가 생기고, 감정 조절력도 상실하게 되고, 명료하게 사고하는 능력도 손상을 입게 된다. 그들의 능력은 매우 약해진다. 이들의 정직해질 능력은 가장 약화되고 심지어 낮은 스트레스를 받을 때조차 이들은 자신의 생각을 합리적으로 하지 못하며 이들의 정서는 과잉 반응하거나 아니면 전혀 무감각해진다. 이 사람들은 가장 재발할 가능성이 높다.

만성금단 치료

AA의 12단계 프로그램은 다음의 중요한 세 가지 도구를 활용하도록 도움으로서 알코올 중독자들이 안정화기 회복 기간을 무난히 통과할 수 있도록 해준다.

- 모임참여
- 후원자
- 슬로건

처음 단주 모임이나 단약 모임을 나가게 되면 90일 동안 90번의 모임을 나가라는 제안을 받게 된다. 이 제안은 매일 우리가 다른 회복자들과 함께 시간을 갖도록 돕는다. 이렇게 하는 동안 우리는 후원자를 소개받을 수도 있다. 후원자는 12단계 프로그램에 좀 더 많은 지식을 갖고 있으며 우리보다 더 오랜 기간 단주를 한 사람들이다. 후원자는 힘든 시간이 찾아오면 도움을 줄 수 있는 사람으로서, 필요할 때 언제든지 일대일 접촉을 할 수 있는 존재이다.

단주 모임에 처음 나가게 되면 “서두르지 말자, 하루하루에 살자, 나도 살고 남도 살자, 술 한 잔 보다 더 심각한 문제는 없다, 신께 맡기자.” 등과 같은 슬로건을 듣고 그 의미들을 배우게 된다. 이 슬로건들은 중독적 사고를 차단하게 해 준다. AA에서 스트레스 관리는 “배화외피(영어 약자로는 HALT)’로 표현된다. 단주자들은 너무 배고프지 말고(hungry), 너무 화내지 말고(angry), 너무 외롭지 말고(lonely), 너무 피곤하지 말아야 한다(tired)고 말한다. 영양부족현상, 정서적인 힘든 상황, 사회적 고립, 그리고 육체적 피로가 모든 스트레스를 유발한다. 그리고 스트레스는 만성금단증상을 더 악화시킨다. 스트레스가 적으면 적을수록 증상들도 경감된다.

AA는 모임참여, 후원자, 슬로건 이 3가지 중요한 도구로 회복자들의 안정을 돕는다.

회복의 안정기를 맞이할 정도로 충분히 오랜 기간 단주하고 있는 회복자들은 만성금단 증상을 관리하기 위한 몇 가지 원칙들을 활용하고 있다.

1. 만성금단 증상은 만성적인 알코올 및 마약 중독이 뇌에 오랜 기간 영향을 미친 결과로 인해 생긴 것임을 인식하라. 이것은 신체적 금단 증상으로서 치료될 수 있다. 그 증상들에 대해 부끄러워할 필요도 없고 죄책감을 가질 필요도 없다. 또

는 도움을 구하는 것을 두려워할 필요도 없다.

2. 이러한 금단 증상들에 대해 예의 주시하라. 당신이 스트레스로 인해 혼란스러움을 느끼거나 자신의 느낌이나 감정을 제대로 조절하지 못할 때 혹은 과도하게 행동할 때를 알아차리는 법을 배워두라.
3. 이러한 증상들이 중독이라는 병의 일부임을 이해하고 받아들여라. 이러한 증상들은 당신의 뇌가 아마 여러 해 동안 알코올 및 중독 물질에 의해 중독되어 있었기 때문에 정상적으로 기능할 수 없다는 표시이다.
4. 이러한 증상들에 대해서 다른 사람들과 공개적으로 이야기하고 피드백을 받아라. 이 증상들을 이전에 경험하고 성공적으로 그 증상들을 극복했던 사람들과 이야기하면 아주 편안해질 것이다.
5. 당신의 이야기를 말할 수 있는 어떤 사람 또는 모임과 가까이하기 위해서 일정한 회복 활동 시간을 가지도록 하라. 이와 같이 회복 활동을 지속하고 있을 때 금단 증상이 더 심화 되더라도 도움의 손길을 쉽게 받을 수 있는 것이다.
6. 식습관의 중요성을 인식해야 한다. 대부분의 회복자들은 약물사용을 중단하게 되면 영양결핍 현상을 경험할 수 있고 회복 중에도 식사를 제대로 하지 못하기 때문에 계속해서 영양결핍 증상이 생길 수 있다. 하루 세끼의 균형 잡힌 식사가 만성금단증상을 완화시켜 준다. 시중에 나와 있는 다이어트

식품이나 고 비타민 치료법 등에 현혹되지 마라. 당신의 뇌와 신경계가 제 기능을 할 수 있도록 충분한 영양 공급을 위한 적절한 식이요법과 비타민 보충제에 대하여 여러분들의 주치의나 자격증이 있는 영양사에게 도움을 청하라.

7. 가능하면 과도한 양의 카페인이나 니코틴 사용을 피하라. 과도한 카페인(하루에 5잔 이상) 또는 어떤 일정한 니코틴 사용은 증상을 악화시킨다. 니코틴과 카페인 모두 기분변화 약물이므로 그것에 의존될 수 있다. 게다가, 흡연으로 인한 위험은 건강에 매우 해롭다. 만약 당신이 너무 많은 커피를 마시고 담배를 멈추거나 줄일 수 없다면 중독 전문 상담가를 찾아가서 도움을 요청해라.
8. 밤마다 충분한 잠을 자고 규칙적인 이완과 명상을 시행하라. 만약 당신이 이완할 수 없고 잠을 잘 잘 수 없다면 카페인과 니코틴 사용을 체크해 보라. 흡연과 많은 커피 혹은 콜라를 마시는 것은 수면과 휴식을 방해할 수 있다.
9. 일주일에 적어도 3~4회 30분 정도 규칙적인 유산소 운동을 하라. 당신의 주치의에게 당신의 현재 신체 상태를 고려한 그리고 안전한 운동프로그램을 요청해라.
10. 비록 날마다는 아닐지라도, 당신이 경험하고 있는 증상들과 이 증상들을 해결한 방법에 대해 규칙적으로 후원자나 치료자와 이야기하라. 이렇게 하면 자신의 문제와 처리과정을 모니터링 하는 동안에 치료적 관점을 놓치지 않게 될 것이

다. 아직 후원자가 없다면 가능한 한 빨리 후원자를 선택하고 거기에 부가해서 필요하다면 전문적인 상담을 받는 것도 도움이 된다.

11. 스트레스 관리 기술을 배워라. 높은 스트레스 하에서 만성금단증상은 더 악화된다. 낮은 스트레스에서는 만성금단증상은 덜하게 느껴진다. 그러므로 스트레스관리는 중요하다. 대부분의 공인된 알코올 및 약물 중독 치료자는 효과적인 스트레스 관리 기술들을 제안해 줄 수 있다.

중독물질에 대한 강박적 집착 처리

갈망은 안정화 기간 동안 우리 대부분에게 매우 심각한 문제다. 갈망은 모든 기분변화를 일으키는 물질들에 중독된 사람들에게 골치 아픈 문제가 된다. 그러나 코카인에 중독된 사람들에게는 특히 심한 갈망감을 일으킨다. 갈망은 중독 그 자체의 기전에 더불어 강박적인 집착이 어우러져 발생하는 증상이다.

다른 것을 생각하는 것이 더 도움이 되는 때에도 우리는 알코올 및 중독 물질을 이용할 생각을 한다. 이러한 비정상적 집착은 우리가 회복 과정에 돌입하기 전에 다루어져야 한다. 우리들 중 많은 사람들은 "중독적 사고"의 습성에 빠져 있다. 중독적 사고는 자기 패배적 생각을 유발시키고, 고통스럽고 감당하기 어려운 감정들을 경험하게 만들며, 비록 우리가 지금은 사용하지는 않지만 우리의 기억들을 왜곡시킨다. 중독적 사고는 또한 우리 자신을 술집 방문 및 단주 모임 불참 등과 같은 고위험상황에 빠지게 하는 원인이 된다.

AA 멤버들은 흔히들 중독자들에게 2가지 문제 즉, 음주문제와 사고방식의 문제가 있다고 말한다. 음주 (혹은 다른 중독 물질 사용)는 뇌에 손상을 주어 우리가 정상적인 생각을 하는 것을 어렵게 한다. 이러한 사고를 처리하지 못한다면 결국 우리는 자기 패배적 사고에 온통 사로잡히게 되어 술이나 약에 취하게 될 것이다.

이 집착은 우리가 성실하게 살 수 없도록 한다. 그 이유를 이해하기 위해 우리는 중독적 집착에 대해서 잘 알아야만 한다. 중독적 집착은 다음의 6가지 요소들로 이루어져 있다.

- 쾌감 기억
- 긍정적 기대
- 유발사건
- 강박사고
- 강박행동
- 갈망감

쾌감 기억은 알코올 및 중독 물질 사용 시 경험했던 좋지 않은 기억들은 차단하고 좋았던 기억들만을 지나치게 과장하고 의식적으로 집중하는 과정이다. 쾌감 회상은 우리가 중독 물질 사용 시 실제로는 그렇지 않았는데도 불구하고 대부분 즐거운 경험들이었다고 믿게 만든다. 나는 흔히 그것을 "그때가 그리워 증후군"이라고 부른다.

회복의 과정 중에 있는 Joe는 이것을 다음과 같은 방식으로 표현했다 :

> 초기 회복기에 나는 옛날 술 마시고 즐거웠던 시간에 대해 지속적으로 생각했다. 나는 술 마시고 약을 먹는 것이 얼마나 재미있었는지에 대해서 늘 말하고 다녔다. 나는 중독 행위의 장점만을 보려고 했다. 당시 나는 술 마시는 것이 안전하지 않다는 것을 알고 있었고 끔찍한 경험이 될 것이라는 것도 알고 있었다. 하지만 술 마신 다음 느꼈었던 예전의 즐거움을 다시 느낄 수 없다면 내가 사는 게 무슨 의미가 있을까?

그러나 음주경험과 함께 항상 따라다니는 Joe의 즐거운 기억들은 대부분 지나치게 과장된 것이었다. 그는 음주 기억들과 동반된 고통스러운 기억은 좋은 기억만을 떠올리면서 차단했던 것이다.

우리는 과거 경험들을 철저하고 정직하게 대면함으로써 과거 기억을 쾌감으로 회상하는 문제를 중단할 수 있다. 이 말은 과거 중독 물질 사용에 관한 역사를 면밀히 되돌아보면서 사실 그대로 다시 정리하고 이러한 과거사를 다른 사람들에게 기꺼이 이야기하겠다는 태도를 갖는 것을 의미한다. 이것은 또한 우리의 기억이 얼마나 정확한 것인지에 대해서도 기꺼이 도전해 보겠다는 의미이기도

하다. 면담 초반에 Joe는 자신의 알코올의 긍정적인 측면이라며 다음과 같이 본인의 경험을 이야기하였다.

Joe는 직장에서 귀가했을 때 매우 피곤했었던 어느 저녁을 떠올렸다. 그의 아내는 파티에 참석하기를 원했으나 그는 가기 싫었다. 그들은 언쟁을 했고 Joe는 더 이상 아내와 싸우기 싫어 그냥 파티에 가기로 결정했다. 그는 피곤했고 우울하기도 했다. 그는 파티에 가서 술을 마시기 시작했다. 불과 몇 분이 지나지 않아서 그의 우울감은 사라졌고 파티장에서 분위기 메이커로 변신해 있었으며, 다른 여성들을 집적거리기 시작했다. 그의 아내가 당황하여 집에 가자고 했을 때 그는 아내 혼자 집에 가라고 했다. 그리고 그 다음 날 아침 자기 집 침대에서 혼자 깨어난 것이 그가 기억하는 전부였다. 그 시각은 오전 11시였고 그의 아내는 아래층에서 일상적인 일과를 보내고 있었다.

그 사건에 대해 내게 말했던 첫 면담 때 Joe는 이 일에 대해 웃으며 말을 하였다. 그리고 자신이 과거에 술 마시면서 얼마나 즐거운 시간을 보냈는지에 대해 "만약 내가 술을 마시지 않았더라면 결코 그런 재미를 느끼지 못했을 거예요."라고 말하였다.

이후 면담에서 우리는 그 때 이 경험을 회상하면서 자세하게 논의하였다. 그날 저녁은 아내와 함께 논쟁하는 것으로 시작했다. 그는 그 사건을 부정적으로 인식하고 있었다. 그때 그는 과거 자신의 알코올 및 약물 사용으로 인한 행동에 대해 죄책감을 느꼈기 때문에 아내와의 언쟁을 단념해 버렸다. 그것은 부정적인 사건이었다.

그 다음에 그는 원하지는 않았지만 파티에 참석했다. 그것 또한 부정적인 일이었다. 그는 그때 술을 마시기 시작했고 기분 좋은 효과를 경험했다. 그것은 그날 저녁에 있었던 유일한 긍정적인 사건이었다. 그는 그의 아내가 당혹스러워 혼자 파티장을 떠날 만큼 부적절한 행동을 하기 시작했다. 그것은 부정적인 일 이였다. 그는 그때 필름 끊김 현상이 생겼고 무엇을 했는지 기억하지 못한다. 그는 한 여성에게 작업을 걸기 시작했고 그녀와 바람을 피웠는지도 모른다. 그러나 그는 기억할 수 없다. 그의 차가 집에 있어서 그는 자신이 차를 운전해 왔다고 생각한다. 그러나 그는 확실하지 않다. 그는 아마도 음주운전을 했을 것이지만 기억조차 없다. 이것들 역시 부정적인 사건들이다.

우리가 그날 밤에 있었던 각각의 사건에 대해 의식적으로 면밀히 탐색해 보았을 때, 그 사건들 중 90%는 부정적인 것이었다. Joe는 그날 밤에 무슨 일이 있었는지를 재경험하고 객관적인 시각으로 회고한 뒤 그 날의 경험이 절대 좋은 시간이 된 것이 아니었음을 깨닫게 되었다. 과거 술을 마시고 재미있게 보냈다고 생각했던 그의 관점이 근본적으로 변화를 가져왔다.

우리가 쾌감 기억을 하고 있을 때는, 우리는 술 마시고 중독 물질을 사용하면서 보낸 시간의 대부분이 긍정적인 경험이었다고 확신한다. 우리는 정말로 술의 긍정적인 측면이 있었다고 믿는다. 우리는 과거에 알코올 및 중독 물질 사용이 우리에게 고통 없는 쾌락을 선사했다고 믿기 때문에 미래에도 이와 똑같은 일이 생길 것이라고 믿는 것은 이성적인 추론일 수 있다. 이러한 긍정적 기대 신념은 집착적 강박이 시작되는 신호이다.

고위험 요소들–알코올 및 중독 물질 사용자들과 어울리는 것, 직장 상사와 예기치 못한 언쟁을 하는 것, 또는 직장에서 특별히 스트레스를 받는 날–은 중독자들로 하여금 촉발 사건에 취약하도록 만든다. 촉발 사건이란 갑작스러운 스트레스나 통증 또는 불편감을 유발하는 것이면 무엇이든지 해당된다. 한 사람의 생활 속에서 고위험 요소가 적으면 적을수록 내적인 역기능을 촉발시키기 위해서는 더 큰 스트레스 요인들을 필요로 한다. 반면에 고위험 요소가 많으면 많을수록 보다 적은 촉발 사건으로도 내적인 역기능을 유발시킬 수 있다.

일단 촉발 사건이 생기게 되면 내적인 역기능 증상은 나타나게 된다. 이 증상들은 명료한 사고의 어려움, 느낌과 정서를 조절하는데 어려움, 그리고 기억을 해내는데 어려움 등을 초래하게 된다. 이러한 증상이 나타나면 스트레스에 과잉 반응하는 경향성이 생기고 불면을 겪게 되며, 사고가 발생할 위험이 커진다.

중독적 강박 사고에 사로잡히게 되면 음주 및 약물 사용에 대한 지속적인 생각을 중단하기 어려워진다. 우리들 중 일부는 중독의 긍정적 효과에 강박적으로 사로잡혀 있다. 강박적 사고는, 물질 사용으로 과거에 우리가 너무나 짜릿한 효과를 맛보았기 때문에 (쾌감 기억) 아마도 그것이 미래에도 우리에게 쾌감을 줄 것이라는 (긍정적 기대) 믿음에 근간을 두고 있다. 회복을 하고 있는 우리들도 종종 많은 시간을 과거 중독 행위를 하면서 얼마나 즐거웠는지(과거 술 마시며 좋았던 시절)를 떠올리며 망상에 빠져 지내곤 한다. 한편으로는 더 이상 이런 좋은 시절을 경험할 수 없다(암울한 미래의 회복)는 생각에 끔찍하다고 여기기까지 한다.

우리들 중 어떤 사람들은 알코올 및 다른 중독 물질 사용으로 인해 생긴 부정적 면에 대해 강박적으로 집착하기도 한다. 우리는 중독 때문에 빚어진 고통과 문제들을 모두 기억한다. 우리는 앞으로 이런 문제들을 해결해야 하는 줄은 알지만 그럴 만한 준비가 되어 있지 않다는 것도 잘 알고 있다. 우리는 우리의 과거를 회고하면서 많은 수치심 죄책감 그리고 양심의 가책을 느낀다. 우리는 미래를 생각하면서 앞서 두려움을 느끼게 되고 앞으로 일어날 일들을 해결하지 못할 것 같은 자신감도 상실하게 된다. 우리는 자신을 창피스럽게 느끼며 살아가면서 다른 사람들과 관계도 잘 못 할 것이라고 생각한다.

그러나 이때 쾌감 기억이 슬슬 올라온다. 우리가 과거에 앞서 언급한 이런 부정적인 감정들이 들 때면 적당한 술집을 찾아가서 술을 몇 잔 기울이거나 약을 하게 되면 이러한 기분들이 모두 날아가 버렸던 경험을 했다. 이러한 쾌감 기억은 그냥 한 번만 꿀꺽 삼키면 쉽게 안도감을 챙길 수 있다는 생각에 빠져들도록 우리를 부추긴다. 그 다음에 우리는 중독 물질을 사용하면 수치심, 죄책감, 양심의 가책 등을 말끔히 해결할 수 있다고 믿게 된다. 이렇게 해서 우리는 안도감을 추구하기 위해 이러한 마술적 수단들에 강박적으로 집착하게 되는 것이다.

어떤 식으로든 중독 물질에 대한 긍정적 기대는 알코올 및 중독 물질을 사용하면 우리의 기분이 감쪽같이 좋아질 것이라는 생각을 우리에게 불어넣는다. 이러한 긍정적 기대가 쾌감 기억에 근거하게 되면 우리는 과거 술 마시며 좋았던 시절을 다시 경험할 수 있다고 믿게 된다. 긍정적 기대가 전자와 반대로 파국적인 기억에 근거하게 될 때는 쉽게 술이나 다른 중독 물질에 의존해 버림으로서 수치심, 죄책감, 양심의 가책, 그리고 그동안 우리 자신에게 입힌 해를 보상해야 한다는 책임감 등을 회피할 수 있다고 믿게 된다. 양쪽의 경우 모두 강박을 불러오기 전 단계에 해당된다.

강박사고는 사고 과정인 반면 강박충동은 본능적으로 발생하는 감정적 과정이다. 강박 충동은 우리가 알기에도 우리를 위한 최선의 것이 아님에도 불구하고 그것을 어떻게든 해 보려는 강력한 비합리적 욕구이다. 중독적 강박 충동은 비록 우리가 알코올 및 중독 물질 사용이 우리에게 해를 입힌다는 것을 잘 알고 있다 하더라도 그것들을 사용하고자 하는 비합리적인 충동 혹은 욕구를 의미한다. 강박충동은 합리적이지도 논리적이지도 않다. 그냥 하나의 충동 그 자체이다.

만약 강박충동이 강하고 오랫동안 지속된다면, 우리 뇌의 화학적 작용에 변화가 초래되어 갈망감이 자극될 수 있다. 갈망감은 신체적인 반응으로서 우리 몸의 세포가 알코올 및 중독 물질을 배고파하는 상태이다. 이때 우리 뇌의 화학적 작용에 변화가 생기고 우리 몸은 실제로 화학 물질들을 갈망하기 시작한다. 갈망감을 경험하는 동안에 우리 중의 많은 수가 물질 사용을 중단한 직후에 짧게 경험했던 금단증상과 유사한 신체적 불편감을 경험한다. 이러한 갈망감이 며칠 지속될 때 우리는 흔히 아주 생생한 꿈이나 악몽 같은 것을 경험하면서 또다시 알코올 및 다른 중독 물질에 의존하면서 재발로 이어질 수도 있다.

우리가 중독적 집착 상태에 빠지게 되면 회복에 대한 명료한 생각을 유지하기가 불가능해진다. 따라서 우리가 회복 과정을 돌입하기 이전에 이러한 강박적 집착 상태는 해결되어야 한다.

이 문제를 해결하기 위한 최선의 방법은 12단계 모임에서 자신의 이야기를 시작하는 것이다. 또 다른 방법은 물질 중독 치료자에게 가서 당신의 알코올 및 중독 물질 사용력을 이야기하면서 상담을 받는 것이다. 자신의 단주와 회복을 위하여 과거 자신의 알코올 및 중독 물질 사용에 관한 경험을 자세히 되돌아보면서 재구성해야 한다. "술 마시고 좋았던 때"의 기억들을 다시 떠올려 보고 그 경험의 진실 여부를 정확히 분석해 보라. 일기 형식으로 과거 그 경험들을 정리해 보기를 바란다. 그러고 나서 경험했던 사건 사건마다 잘 살펴보면서 어떤 면은 자신에게 좋았고 어떤 면은 자신에게 좋지 않았던 것인지를 구분해 보라. 이렇게 해 보면 우리의 대부분은 알코올 및 다른 중독 물질에 중독되면서 얻은 유일한 이득이란 술이나 약에 취해 황홀감을 느껴 보는 것과 중독에 빠져 망가진 자신의 현 실상을 망각할 수 있었다는 것 외에는 달리 없다는 사실을 발견하게 된다.

그러나 일단 우리가 우리의 쾌감 기억을 사실 그대로 직면하게 되면 강박적 사고는 한풀 꺾이게 된다. 우리의 강박적 사고가 줄어들게 되면 알코올 및 중독 물질사용에 대한 강박적 충동 역시 감소하게 된다. 이렇게 될 때 우리의 강박적 집착 상태가 처리되면서 우리는 더 이상 현실을 부정하지 않게 된다.

중독에 의존하지 않고 스트레스 관리하는 방법 학습

이제 우리는 생활하면서 겪게 되는 고통스러운 현실을 대면해야만 한다. 안정화 기간 동안 우리의 대부분이 배우자, 가족, 친구 및 직업과 관련한 심각한 문제들을 만나게 된다. 이러한 문제들을 알게 되면서 스트레스가 발생하게 되는데, 우리는 그것을 다루는 방법을 배워야만 한다.

우리는 중독 물질을 사용하지 않고 문제 해결 방법들을 익혀야만 한다. 우리는 종종 주변 사람들과 함께 지내면서 그들이 문제를 어떻게 해결하는지 관찰하면서 이러한 방법들을 배우기도 한다. 우리가 오랜 기간 누군가와 함께 지내게 되면 부지부식 간에 그들이 하는 행동을 따라 하게 된다. 이 경험을 어느 AA 멤버는 이런 식으로 설명한 적이 있다. "만약 당신이 많은 시간을 단주 모임에서 보내면서 단주하고 있는 많은 회복자들과 시간을 함께 한다면, 자신도 모르게 그 프로그램을 받아들이고 있는 겁니다."

우리의 대부분은 이 기간 동안 생기는 문제를 어떻게 해결해야 하는지 그 방법을 잘 모른다. 수년 동안 우리가 사용했던 문제 해결 방법이란 약이나 술을 마시고 그 문제들을 생각만 수없이 반복했을 뿐이다. 알코올 및 다른 중독 물질을 사용하는 것이 만능 문제 해결책이었다. 그래서 문제를 해결하는 새로운 방법을 배우는 것은 중요한 일이다. 내가 발견한 가장 도움이 되는 문제해결전략은 다음의 7단계를 따라 해 보는 것이다.

1. **문제 식별** : 어떤 문제의 첫 번째 조짐이 포착되면 일단 멈추고, 다음과 같이 자신에게 말을 건네 보라. '나에게 어떤 문제가 생겼구나, 그래서 나는 그 문제를 해결하기 위해서는 무언가 해야 할 필요가 있구나.' 그러고 나서 심호흡을 하고 스스로에게 물어라. '지금 당장에 정말 무슨 일이 일어나고 있는 것인가?' 그 다음에 마음속으로 생각할 시간을 갖고 어떻게 반응할지를 구상해 보라. 당신은 아마도 다음과 같은 일반적인 말을 떠올리게 될 것이다. '정말 더러워서 일 못해 먹겠네.' 또는 '내 능력으로는 내 배우자를 통제 못 하겠어.' 이런 식으로 시작하면 잘 하고 있는 것이다. 만약 당신이 무엇인가 잘못이라고 알고는 있으나 그 문제를 단어로 표현할 수 없다면 다음과 같이 당신의 삶의 중요한 영역에 대한 질문을 스스로에게 해 보는 것이 도움이 된다. '지금 당장 나 자신에 대해서 무엇 때문에 괴로워하고 있는 것인가?', '지금 당장 내 배우자나 가족들의 어떤 일로 인해 내가 골치 아파

하고 있는가?', '지금 당장 내 직장 일로 인해 무엇을 그리 괴로워하고 있는가?', '지금 당장 내가 회복 프로그램을 진행하면서 어떤 일로 인해 걱정을 하고 있는가?'

2. **문제 명료화** : 다음 단계는 문제가 무엇인지를 정확하게 이해하는 단계이다. 이 단계에서 일반화하거나 애매모호하게 하는 것은 도움이 되지 않는다. 오히려 문제를 더 구체화하고 분명하게 해야 한다. 이를 위해서 다음과 같이 자문해 보라. '지금 내가 통제하기 어려운 부분은 무엇인가? 누가 이 문제에 관련되어 있나?' 자세하게 답을 적어 내려가 보라. '이 문제가 발생한 지점은 어디인가?' 당신이 신문 기자인 것처럼 누가, 무엇을, 언제, 어디서, 왜 그리고 어떻게 라는 육하원칙을 가지고 질문을 해 보라. 몇 가지 전형적인 질문들은 다음과 같다. '내가 또는 다른 사람이 정확히 어떤 행동을 하기에 이 상황을 더 악화시키고 있는가?', '이것이 언제 발생했는가?', '그것이 발생했을 때 나는 어디에 있었는가?', '왜 나는 이것을 문제로 경험을 하고 있는가?', '나는 그 상황을 어떻게 해석하고 있기에 실재보다 더 크게 스트레스를 받고 있는가?' 이 문제로 영향을 받은 일상의 다른 영역들에 대해서 다음과 같은 일련의 질문들을 해 보는 것도 도움이 된다. '나는 어떤 영향을 받았나?', '나의 배우자와 가족들은 어떤 영향을 받았는가?', '나의 직업에는 어떤 영향을 받았

나?' 당신이 생각으로만 이 질문에 답하려고 노력하는 것은 혼란만 가중시키게 된다. 많은 사람들은 자신들의 답을 직접 적어 보는 것이 도움이 된다는 것을 알고 있다. 이런 식으로 해 보면 실제 무슨 일이 계속해서 일어나고 있는지를 정확하게 이해하는데 훨씬 더 쉽다. 내가 상담했던 어떤 사람이 다음과 같이 말한 적이 있다. '저는 본래 이런 식으로 무언가 써보라고 하면 딱 질색하는 사람입니다. 그러나 이러한 작성을 해 보니까 내 머리를 정리할 수 있게 해 주네요. 무엇을 도대체 써야 하는지 머리로 생각만 해 보고 있을 때는 어디서부터 손을 대야 할지 종잡을 수도 없고 혼란스러웠는데 직접 써 내려가 보니까 정확하게 무엇이 잘못되었는지 스스로 이해할 수 있게 되더군요.' 자신의 문제들을 명료화하는 동안, 다른 사람과 이야기를 나누는 것은 중요한 일이다. 만약 우리가 그 문제가 무엇인지를 안다면 우리는 그것을 좀 더 잘 다룰 수 있을 것이다. 문제 해결 과정을 성공적으로 끝내기 위해서는 무엇이 문제인지를 정확하게 아는 것이 90%를 차지한다. 우리는 스스로가 그것을 할 수가 없다. 왜냐하면 우리는 객관성이 결핍되어 있기 때문이다. 그래서 우리는 도움을 필요로 한다.

3. **대안 탐색** : 그 다음 단계는 문제들을 해결할 수 있는 다른 방법들을 결정하는 것이다. 만약 당신이 어떤 문제를 해결하

는데 단지 한 가지 방법만 있다고 믿는다면 당신은 비합리적인 사고방식의 오류에 빠져 있는 것이다. 대부분의 문제들은 한 가지 이상의 해결방법들이 있기 마련이다. 그러나 우리의 중독적 사고는 우리가 다른 선택을 하지 못하게 방해한다. 만약 당신이 어떤 문제를 해결하는데 한 가지 방법 그것도 그 방법 외에는 달리 방법이 없다고 생각된다면 당신에게 좀 더 나은 해결책을 제시해 줄 수 있는 누군가의 도움을 받아야 할 것이다. 나는 대체로 사람들에게 문제 해결을 위해 적어도 3가지 다른 방법들을 발견할 때까지는 행동으로 옮기지 말라고 권하고 있다.

평온함을 청하는 기도문은 우리에게 2가지 형태의 문제가 있다고 말한다. 다시 말하면 어쩔 수 있는 문제들과 어쩔 수 없는 문제들이다. 그리고 그 차이점을 아는 것은 중요하다.

신이시여 나에게
어쩔 수 없는 것을 받아들이는 평온함을 주시고
어쩔 수 있는 것을 바꿀 수 있는 용기를 주시고
그리고 이를 구별하는 지혜도 주소서.

어떤 문제들은 우리로서는 도대체 해결할 수 없는 것들도 있다. 날씨에 대해서도, 국가 차원에서의 다른 나라들과의 관계, 또는 멀리 떨어진 지역에서 발생한 산불 등에 대해서는 우리가 할 수 있는 것이 거의 없다. 이 문제들에 대한 나의 해결책은 나의 태도를 바꾸어 내가 할 수 있는 것이 아무것도 없다는 것을 받아들이는 것이다. AA 멤버들이 사용하는 말로 바꾸면 이 문제들을 자신의 위대한 힘에게 맡겨야 할 필요가 있다. 만약 우리가 해결이 불가능한 문제들을 푸는데 대부분의 시간을 소비한다면 우리는 우리가 해결할 수 있는 문제들을 푸는데 에너지를 쓸 수가 없을 것이다.

우리가 어쩔 수 없는 문제도 있는 반면 우리가 뭔가 해 볼 수 있는 문제도 존재한다. 나는 통장 관리도 할 줄 알고, 일도 하러 다닐 수 있고, 배우자와 의사소통도 할 수 있으며 하기는 싫지만 그래도 안락의자를 박차고 일어나 단주 모임에 참석할 수도 있다. 이러한 문제들은 내가 할 수 있는 것들이며 내가 해결해야 할 문제들이다. AA에서는 이런 것을 두고 "머리로 하는 게 아니라 자신이 직접 발품을 팔아서 몸으로 해야 한다"라고 한다. 회복 과정 중에 반드시 해결되어야 하는 문제들이 있는데, 그 대부분의 문제를 해결할 사람은 바로 나 자신이다.

4. **대안 검토** : 많은 치료 기관의 벽에서 '생각하고, 생각하고, 또 생각해라'라는 슬로건을 자주 보았을 것이다. 회복의 과정 동안 이들은 우리에게 깊이 생각해 볼 것을 권하고 있다. 무엇을 생각해 보라고 요청하고 있는 것일까? 우리는 우리

행동의 결과에 대해서 생각해 볼 필요가 있다. 우리는 인과 관계의 법칙에 지배를 받고 있는 세상에 살아가고 있는 것이다. 모든 작용에 대해 반응을 하게 되어 있다. 대부분 우리가 하는 행동의 결과를 정확하게 예측할 수 있다. 그러나 이러한 건강한 판단력을 발달시키기 위해서는 훈련이 필요하다. 내가 조언하는 훈련 방법은 한 가지 행동을 하고 그 다음에 다음의 3가지 질문에 대답해 보는 것이다. 다시 말하자면 만약 내가 이 행동을 한다면,

- 일어날 수 있는 가장 좋은 일은 무엇인가?
- 일어날 수 있는 가장 나쁜 일은 무엇인가?
- 일어날 가능성이 가장 높은 일은 어떤 일일까?

이 공식을 기억하라. 왜냐하면 이것은 아주 중요하기 때문이다. 만약 당신이 어떤 문제에 대해 구체적인 반응을 시도한다면 일어날 가장 좋은 일은 무엇이고, 가장 나쁜 일은 무엇인지 그리고 일어날 가능성이 가장 높은 일은 무엇인지를 생각해 보라.

5. **결정** : 당신이 무엇을 할 것인가를 결정해라. 자신의 회복을 추진해 나가기 위해서 이전과 달리 뭔가를 시도해 보겠다는 결정을 내리는 것은 중요한 일이 아닐 수 없다.

6. **실천** : 일단 당신이 무엇을 할 것인가를 결정했다면, 그것을 실행해 옮겨 보아야 한다. 나는 한때 사무실에 다음과 같은 표어를 걸어 놓고 있었던 적이 있다.

결정의 전쟁터에는 수많은 백골들이 나뒹군다.
결정의 순간에 잠시 멈추었다가 계속 기다림 속에서 죽어간 그들의 백골이 말이다.

AA의 많은 멤버들은 다음과 같이 말한다. '감자를 달라고 기도하라 그러나 호미를 들고 감자를 캐지 않으면 안 된다.' '맡길 것은 맡겨야 하지만 자신이 해야 할 일은 직접 해야 한다.' 심리학자들은 흔히 "마술적 사고"라는 용어를 자주 사용한다. 마술적 사고를 하는 사람들은 일이 잘되게 하려면 반드시 거쳐야 하는 단계들이 있는데 이런 과정 없이도 일이 잘 풀릴 것이라고 믿는 사람들이다. Earnie Larsen은 그의 저서 Stage II Recovery (제 2의 회복 단계) 에서 마술적 사고에 대해 아주 단순하면서도 명확하게 다음과 같이 표현하고 있다. "아무 변화도 없으면 아무 일도 생기지 않는다."

7. **평가** : 우리가 시도한 일이 좋은 결과를 낳았을 수도 있고 그렇지 않을 수도 있다. 어떤 일들은 더 좋은 결과를, 어떤 일들은 기존의 상태를 유지할 수도 있고 또 어떤 일들을 더

좋지 않은 결과를 가져왔을 수도 있다. 중요한 것은 시도해 보고 그 결과로부터 배울 것을 챙기면 된다. 우리 모두는 실수할 수밖에 없는 부족한 인간들이다. 그래서 우리가 어떤 문제를 해결하기 위해 아무리 주의 깊게 노력한다 할지라도 우리는 때때로 실패할 수 있다. Thomas Edison도 백열전구를 제대로 만드는 법을 발견하기 전에 수도 없이 실패를 했었다.

평가 기간을 갖는 것은 필수적이다. 그러나 자신이 시도한 방법이 문제를 해결하지 못했다고 해서 자기 자신을 실패자로 받아들일 필요는 없다는 것을 명심하라. '내가 시도한 방법이 제대로 통하지 않는구나.' 라는 사실을 배운 셈이 되는 것이다. 자신의 방법이 효과가 없다면 다음번에는 다른 방법을 시도해 보면 된다. 많은 사람들이 통하지도 않는 해결책을 계속해서 반복만 하고 있다. 다음과 같은 질문을 해 보면서 평가 과정을 진행하면 좋다. "내가 시도한 방법이 효과가 있었나? 아니면 문제 해결을 위한 또 다른 해결책을 찾아보아야 하는가?"

단기간 사회적 안정화 시도

우리가 문제해결 방법을 배웠으니 그 지식을 매우 실제적인 방법으로 활용해봐야 할 때가 되었다. 중독은 대부분의 사람들에게 파괴적인 결과를 미쳤다. 중독으로 인해 우리는 신체적, 심리적, 사회적 그리고 영적으로 손상을 입었다. 안정화기를 지나고 있는 이 시점에서는 우리의 신체적 건강 상태는 많이 호전되고 있을 것이다. 그러나 우리 중 많은 사람들은 여전히 피로를 쉽게 느끼고 스트레스에 취약한 반응을 보인다. 우리는 여전히 분노를 느끼고, 우울해하고, 불안해하면서 남들을 의심하고 불신하기도 할 것이다. 많은 사람들이 엉망이 된 결혼 생활로 힘들어하고 직장에서 위기에 몰려 있으며 그리고 사회적 관계가 부실해졌기 때문에 알코올 및 중독 물질을 중심으로 하는 중독 생활을 하게 되었다. 우리에게는 온전한 생활을 잘 하고 있는 친구가 거의 없다.

안정을 찾기 위해서는, 현재의 생활을 질서 정연하게 만들 수 있는 어떤 조치를 취해야 할 필요가 있다. 직장이 위태로운 상태이며 결혼 생활이 이혼의 위기에 처해 있고 곧 교도소에 들어갈 신세가 되어 있으며 재정적인 문제로 빚을 지게 된 상황에서 회복을 지속적으로 추구해 나가기란 쉽지 않을 것이다. 단기적인 사회적 안정화를 시도한다는 말의 의미는 생활 속의 중요한 문제들에 즉각적인 조치를 취할 수 있는 과도기적 방법을 배운다는 것이다. AA 멤버들이 사용하는 말로 바꾸면 문제들을 내어 맡긴다는 의미이다. 이 말의 뜻은 우리는 아직 그 문제들을 완벽하게 해결할 수는 없을 것이다. 그러나 파국적인 결과가 생기지 않도록 어떤 조치를 할 수는 있다는 말이다.

코카인 중독으로부터 회복되고 있는 Cindy와 그의 남편 John은 '단기적인 사회적 안정화 추구하기'의 좋은 본보기가 된다. Cindy

가 상담치료를 받으러 왔을 때, 그들은 이혼위기에 처해 있었다. John은 Cindy에게 더 이상 그녀의 중독을 참고 살아갈 수 없기 때문에 이혼해야 한다고 말했다. 이러한 위협적인 태도가 Cindy를 치료에 동참하도록 동기를 부여하였다.

Cindy는 자신의 회복에 대해 좀 더 진지하게 생각할 여유를 갖기 위해서는 먼저 자신의 결혼 생활을 당분간만이라도 안정을 시켜야만 했다. 상담을 진행해 나가면서 그녀는 자신의 중독이 남편에게 끼친 악영향을 인정하기 시작했다. 그리고 부부상담시간을 가지면서 Cindy와 John은 6개월 동안의 유예기간을 갖기로 함께 결정했다. John은 Cindy가 치료를 계속 하고 있는 동안 최소 6개월 동안은 이혼하지 않기로 동의했다. 그는 그녀의 상담에 동참하기로 했고 Al Anon 모임에도 참석하기로 했다. 이렇게 해서 그녀의 초기 회복 기간 동안에 갑작스러운 이혼은 없을 것이라 사실을 인식하게 되므로 그녀의 마음은 안정을 찾을 수 있게 되었다. Cindy는 코카인 중독이 된 이후 부채 문제도 안고 있었다. 그녀는 돈을 계속 빌려 사용했고 신용카드의 한도까지 다 써버렸다. 이들 부부는 여러 가지 세금 및 공과금 그리고 생활비 등을 충당해야 하고 필요한 치료와 상담에 들어가는 비용도 해결하기 위해 재정적 생존 전략을 구상해야만 했다. 이런 대안들 역시 단기적인 사회적 안정화 계획의 일부였던 것이다.

단기적인 사회적 안정화를 시도한다는 말은 자신의 일상생활 중심부에 본정신의 작은 섬을 창출해 나가는 것과 같다.

Cindy는 사회적으로 고립되어 있었다. 그녀에게는 과거에 심한 코카인 중독자 및 알코올 중독자였던 사람들 외에는 다른 친구들이 없었다. 그녀는 그런 사람들과 어울리면 단주도 단약도 안 된다는 것을 잘 알았지만 그녀에게는 다른 친구들이 없었다. 반드시 일주일에 세 번은 단약 모임에 참석하고, 두 번은 단주 모임에 참석하도록 하는 것이 그녀의 단기적인 사회적 안정화 계획들 중 하나였다. 이 모임에서 그녀가 겪고 있었던 문제들을 잘 이해해 주었던 다른 사람들과 즉각적인 유대 관계를 발전시킬 수 있는 기회를 갖게 되었던 것이다.

단기적인 사회적 안정화를 한다는 말은, 자신의 일상생활 중심부에 본정신의 작은 섬을 창출해 나가는 것과 같다고 말할 수 있다. 모든 것이 잘못되어 간다고 해도 당신은 자신의 회복을 계획할 수 있는 안전하고 든든한 지지 기반이 필요한 것이다. 장기적인 삶의 변화를 위해 필수적인 내면적 변화를 시작하기 위해서는 본정신을 조금씩 챙기려는 구체적인 노력을 실천하는 것은 절대적으로 필요한 일이다.

희망과 동기 강화

우리가 좀 더 안정화되면 될수록 새로운 희망과 변화의 동기가 싹트기 시작한다. 우리는 좀 더 명료하고 이성적으로 사고할 수 있게 되고 우리의 정서는 안정을 찾게 된다. 그래서 우리는 회복의 새로운 역사를 매일 매일 만들어 나가게 된다. 우리는 다른 사람들이 회복하고 좋아지고 있는 것을 목격하기 시작한다. 우리는 날마다 자신들의 생활과 건강을 증진시키기 위해 노력하는 사람들과의 관계를 시작한다. 우리는 급성금단증상과 만성금단증상이 치료되는 것을 직접 확인하게 된다. 우리는 만약 우리가 어떤 기본적인 원칙들을 잘 따르면 상황은 보다 더 좋아질 것이라는 믿음을 갖게 된다. 알코올 및 중독 물질을 사용하겠다는 강박적 사고, 강박적 충동, 그리고 갈망감 등이 많이 줄어들게 되면서 회복이 가능하다는 믿음을 갖기 시작한다.

우리는 우리가 겪고 있는 중독에 대해 좀 더 많은 관심을 기울이게 될 것이다. 이 일은 또 뭐야? 어떻게 이런 일이 생겼지? 질 높은 온전한 삶을 위해 내가 할 수 있는 일이 뭐가 있을까? 등등의 물음을 가질 수도 있다. 우리의 음주와 약물 사용에 대해서 아직 미해결된 문제들이 많이 남아 있다는 것 또한 우리는 잘 알고 있다. 이러한 문제들은 곧 '회복 초기' 단계를 시작할 준비가 되었다는 것을 알려주는 지표이다.

제 4 장

회복 초기

올바른 이해와 받아들임

회복 초기의 중요한 목표는 재발로 이르게 하는 알코올 및 다른 중독 물질 사용에 관한 우리의 태도와 신념을 변화시키는 것이다. 우리는 중독과 이 중독이 우리 삶에서 어떤 역할을 했는지에 대한 이해를 이제와는 달리해야 한다. 우리는 중독 물질을 사용하는 목적이 무엇이며 그 의미가 무엇인지 탐색하고 중독 물질을 사용하지 않고 삶을 영위하는 법을 배워야 한다.

음주 문제와 사고방식의 문제

앞서 배운 바와 같이 AA 멤버들은 알코올 중독은 음주 문제와 사고방식의 2가지 문제가 복합되어 나타나는 것이라고 말한다. 음주의 문제라 함은 알코올 및 다른 중독 물질 사용 그 자체를 말하기도 하지만 중독 물질 사용으로 인해 우리의 정신과 신체에 끼친 위해도 포함된다. 사고방식의 문제란 비합리적 사고, 조절이 어려운 감정적 문제 등을 말하기도 하지만 음주와 약물 사용을 동반하게 되는 자기 패배적 행동을 낳게 되는 것까지 포함한다. 회복 초기 동안에 우리는 중독과 관련된 사고방식의 문제들을 교정하는 것에 초점을 맞추어야 한다.

중독은 두 가지 문제가 복합되어 나타난다.

1. 음주 (행위) 문제 – 알코올 및 다른 중독 물질 사용으로 인해 나타나는 문제

2. 사고방식의 문제 – 비합리적 사고, 조절이 어려운 감정적 문제, 그리고 자기 패배적 행동 등으로 나타나는 문제

앞서 우리는 대부분의 회복자들이 어떻게 제1단계를 완성하는지에 대해 2가지 방식이 있다는 것을 설명했다. 제1단계를 실행하면서 이전과 달리 기분과 정서의 변화가 경험되고, 사고와 행동에서도 설명하기 어려운 미묘한 변화가 일어난다. 이전과 다른 무언가 변화가 생기는데 우리는 그것을 감으로 안다. 즉, 이러한 "전환 (질적인 변화)"이 발생하지만 우리는 몇 마디 말로 그것을 표현하기도 어렵고, 누군가에게 설명하는 것 또한 쉽지 않다. 제1단계를 실행하는 과정에서 무의식적으로 경험하게 되는 이러한 전환은 필수적인 것인 절차이다. 그러나 온전한 회복에 이르는데 있어서 이것만으로는 불충분하다.

우리가 해야 하는 그 다음 일은 나머지 12단계들을 명확하게 의식을 하면서 적극적으로 실행해 보는 것이다. 적극적으로 단계들을 실행하는 가운데 우리는 변화를 일으키는 행동들을 알아차리게 된다. 나는 이러한 일련의 과정을 '오해의 베일 벗기기'라고 부른다. 처음에 우리가 제1단계를 하면서 알코올 및 다른 중독 물질에 무력함을 받아들일 때 그것은 마치 이해하기 어려운 기적같이 느꼈었다. 우리는 기적이 일어났다는 것은 알지만 우리가 어떻게 그 기적을 이루었는지에 대해서는 잘 이해하지 못했었다. 우리는 그 기적을 유지하기 위해 무엇을 해야 하는지도 잘 몰랐었다. 더구나 우리는 그 기적이 취소되어 변화 이전의 상태로 돌아갈까 봐 걱정하기도 했었다.

회복 초기 단계에, 우리는 회복 과정을 제대로 배움으로써 경험한 기적을 오해 없이 정확하게 이해할 수 있게 된다. 우리는 우리의 중독에 관하여 의식적으로 분명한 이해를 갖기 시작하며 우리가 회복의 여정을 잘 진행해 나가기 위해서 우리가 해야 할 것이 무엇인지 배우기 시작한다. 다시 말해, 우리는 우리에게 생긴 일을 이해하기 위해 필요한 용어와 개념을 배우고 긍정적인 변화를 지속하기 위해 우리가 해야 할 일은 무엇인가를 배워야 한다. 그래서 회복 초기가 끝날 쯤 이면 다른 사람들에게 우리가 경험한 회복 과정을 설명할 수 있게 된다.

회복은 두 종류의 변화를 필요로 한다 :

1. *무의식적 변화* – 우리의 행동에 변화를 불러일으키는 감정과 신념에 생기는 미묘하지만 분명한 질적 변화.

2. 의식적 변화 – 변화를 일으키고 유지시키는 법칙과 원칙 들을 정확하게 이해하게 되는 변화.

중독에 대한 올바른 이해

회복 초기기의 첫 번째 임무는 물질의존 즉 중독에 관한 철저한 이해를 향상시키는 일이다. 이 일은 지적 차원의 것이지만, 많은 감정을 자극하게 된다. 중독을 인식한다는 말은 중독을 하나의 질병으로 이해하는 것뿐만 아니라 중독에 관한 정보를 자신에게 적용해 봄으로서 자기가 분명하게 중독에 걸렸음을 인정하고 이 질병으로 인해 다양한 문제가 생겼음을 명백히 받아들이는 것을 말한다. 우리가 중독자가 아니라고 주장하는 사람들 앞에서, 스스로가 중독자라는 자신의 신념을 고백할 수 있을 때 비로소, 우리는 자신의 중독 문제를 제대로 인식하게 된 것이다.

만약 당신이 당신의 중독에 관하여 얼마나 잘 이해하고 있는지 알고 싶다면 다음과 같은 간단한 실험을 해보면 된다. 조용히 등을 뒤로 기대고 복식 호흡을 좀 한 뒤 마음을 편안하게 해 보자. 편안한 상태가 되었다면 스스로에게 분명하게 다음과 같이 말해 보자. '*내 이름은 _____입니다. 저는 알코올 중독자입니다 (또는 저는 (　) 약물 중독자입니다.)*' 이렇게 말하고 난 뒤 당신의 반응이 어떠한지 잘 살펴보도록 하자. 그리고 앞의 문장을 다시 한번 말해 보자. '*내 이름은 _____이고 나는 (　) 중독자입니다.*' 눈치가 빠른 사람이라면, 자기 속에서 이 순간 논쟁이 시작된 것을 인식할 것이다.

자기 내면의 또 다른 자기 (중독된 자아)가 다음과 같이 주장하기 시작한다. *'아니야, 나는 아니야, 나는 술 문제 또는 마약 문제가 있기는 하지만 진짜 중독자는 아니야. 나는 헤로인 (마약의 일종) 중독자들만큼 그리고 빈민가 부랑자들만큼 심한 것도 아니야. 물론 나는 약물에 의존되어 있기는 하지만 단주 모임이나 단약 모임 등에서 만난 바닥을 치고 전혀 보잘것없는 그런 노숙자 같은 사람들과는 다르잖아.'*

회복의 목적은 온전한 자아 (본 정신의 자아)가 다시 본분을 맡도록 되돌려 놓는 것이다.

우리의 일부분 중 우리의 중독에 의문을 제기하거나 중독 문제를 최소화하려는 그런 측면을 '중독적 자아'라고 칭한다. 중독적 자아는 자신의 중독 병을 방어하고 자신의 중독 행위를 유지하기 위해 자기 자신과 대화하는 습관을 스스로 만들어 왔다. 중독적 자아는 부정과 합리화를 끝까지 포기하지 않는다. 우리가 약물 중독이 무엇인지, 우리가 중독 문제가 있는지, 그리고 물질 중독으로 인해 우리의 삶에 어떤 결과를 초래하게 되었는지를 제대로 인식하고 명확하게 이해하지 못하게 방해하는 것은 바로 다름 아닌 중독적 자아 때문이다.

모든 중독자는 명확히 구별되는 두 개의 자아를 갖고 있다. 그 하나는 중독적 자아이고 또 다른 하나는 온전한 자아이다. 회복의 목적은 온전한 자아가 본연의 책임을 다시 맡도록 되돌려 놓는 것이다.

회복 초기의 적절한 행동 방식은 중독적 자아의 요구를 철저히 좌절시키는 것이다. 그리고 이러한 중독적 자아가 하는 말들은 진실을 통해서만 무력화시킬 수 있다. 또 다시 재발로 이끌 수 있는 비합리적인 부정 체계(denial system)를 되돌려 원위치시키기 위해 필수적인 항변하는 방법을 우리는 반드시 배워야 한다.

나는 종종 회복자들에게 자신의 중독적 자아와 온전한 자아가 서로 대화를 해 보도록 요청한다. 이 방법은 집단 치료에서 또는 개인 치료에서도 할 수 있다. 아니면 두 자아의 대화를 종이에 직접 써 보도록 할 수도 있다. 다음과 같이 진행해 볼 수 있을 것이다.

먼저 당신이 음주하고 있을 때 또는 다른 중독 물질을 사용하고 있을 때 당신의 모습이 어떠했는지를 생각해 보라. 그 다음에 당신이 단주 상태에 있을 때 당신을 취하도록 하거나 마약을 사용하도록 이끄는 것이 당신의 어떤 부분인지 생각해 보라 이 부분이 바로 당신의 중독적 자아이다. 당신이 단순히 중독 물질을 사용하지 않는 것만으로 중독이 사라지는 것은 아니다. 중독적 자아는 얼마 동안은 잠을 자듯 침묵을 지키고 있을지 모르나 언제라도 자극을 받으면 깨어나 당신의 회복 과정에서 문제들을 일으킬 수 있다.

빈 종이를 한 장 준비하고 다음과 같이 세 질문에 답을 작성해 보자.

자신의 중독적 자아에 대해 자신이 이해하고 있는 바를 간단히 설명을 한다면 …

____

____

____

____

나의 중독적 자아는 …

1. ____
2. ____
3. ____
4. ____
5. ____
6. ____
7. ____
8. ____
9. ____
10. ____

나의 중독적 자아를 생각해 볼 때, 나는 … 라고 느낀다.

1. ____
2. ____
3. ____
4. ____
5. ____
6. ____
7. ____
8. ____
9. ____
10. ____

첫 번째 영역에는 당신의 중독적 자아가 어떠한지를 서술해 보자. Jack이라는 사람은 이렇게 썼다. "나의 중독적 자아는, 단주를 하고 있을 때 비굴하게 굴고 화도 많이 내며 불만을 많이 토로하는 나의 일면이다. 또한, 나의 중독적 자아는 술을 마시면 놀기 좋아하는 나의 일면이다."

그 다음에는 문항에서는 "나의 중독적 자아는…"를 주어로 그 다음에 연상되고 떠오르는 말을 가능한 한 빨리 적으면 된다. 적어도 10회 정도는 해 보기를 권한다. Jack의 경우는 다음과 같이 완성하였다.

나의 중독적 자아는…

1. 비열하다
2. 화가 나 있다.
3. 외롭다
4. 욕심이 가득하다
5. 내가 성공하는 것을 죽어도 싫어한다.
6. 항상 쉽고 편한 탈출구만을 찾는다.
7. 비용은 신경 쓰지 않고 단기간에 맛볼 수 있는 스릴에 관심이 많다.
8. 중독적 자아가 바라는 것을 하기 위해서는 내가 망가지는 것에는 아랑곳하지 않는다.
9. 더 많은 술과 마약을 구할 수만 있다면 어떤 사람이든 어떤 것이든 개의치 않는다.

10. 내가 정신을 차리고 더 이상 중독과는 멀어지려고 하면 성질을 부린다.

그 다음 영역에서는 다음과 같은 부분적인 문장을 생각이 떠오르는 대로 빨리 완성하면 된다. "내가 나의 중독성 자아를 생각해 보면 나는 ______을 느낀다." Jack이 작성한 다음 답들을 참조해 보기 바란다.

나의 중독적 자아를 생각해 보면 나는 ______을 느낀다.

1. 화가 난다.
2. 슬퍼진다.
3. 속이 뒤집어지는 것 같다
4. 속이 답답해진다.
5. 인생 낙오자 같은 느낌이 든다.
6. 죄책감이 든다.
7. 멍청이가 된 것 같다
8. 창피하다.
9. 내가 그렇게 한심한 인간인가 싫어 화가 난다.
10. 내가 더 이상 술을 마실 (마약을 사용할) 필요가 없다는데 안도감을 느낀다.

이제는 다른 종이를 준비해서 다음과 같이 세 질문에 답을 해 보자.

자신의 온전한 자아 대해 자신이 이해하고 있는 바를 간단히 설명을 한다면?

____

____

____

____

나의 온전한 자아는 …

1. ____
2. ____
3. ____
4. ____
5. ____
6. ____
7. ____
8. ____
9. ____
10. ____

나의 온전한 자아에 대하여 생각할 때 나는 … 라고 느낀다.

1. ____
2. ____
3. ____
4. ____
5. ____
6. ____
7. ____
8. ____
9. ____
10. ____

첫 번째 영역에는 당신이 단주를 하는 것이 편안하게 느껴질 때 자신은 어떠했는지를 생각해 보면서 그때의 온전한 자아에 대해 기술해 보라. Jack은 다음과 같이 썼다. "나는 다른 사람들에게 관심이 있다. 나는 나 자신을 잘 돌본다. 나는 스트레스를 잘 관리할 수 있고 문제를 잘 대처 한다. 나는 다른 사람들과 함께 연락을 하면서 지내며 내가 신으로 여기는 힘의 원천과 하나 된 소속감을 느낀다."

그 다음에는 "나의 온전한 자아는 … 이다"는 부분 문장을 생각이 떠오르는 대로 빨리 완성하면 되는데, 적어도 10회 정도의 반복된 작업이 필요하다. 예를 들어, Jack은 다음과 같이 작성하였다.

나의 온전한 자아는…

1. 지적이다.
2. 따뜻하다.
3. 친절하다.
4. 온전한 정신이다.
5. 신과 동행한다.
6. 때로는 단호함을 보인다.
7. 나의 결점과 연약함에도 느긋해질 수 있다.
8. 도움을 요청할 수 있다.
9. 다른 사람들을 기꺼이 도울 마음도 있고 실제 그렇게 할 수 있는 능력도 있다.

10. 다른 사람들의 일에 관심을 갖고 개입을 한다.

이제 "내가 나의 온전한 자아에 대해 생각해 볼 때 나는 …라고 느낀다."와 같은 형식으로 문장을 완성해 보자. 예를 들어, Jack은 다음과 같이 작성하였다.

내가 나의 온전한 자아에 대해 생각해 볼 때 나는…

1. 온화함을 느낀다.
2. 친절함을 느낀다.
3. 편안함을 느낀다.
4. 죄책감—진작 이렇게 했어야 했는데 그러지 못하여 죄책감을 느낀다.
5. 항상 이런 상태로 지낼 수 있을 자신이 없어 불안함을 느낀다.
6. 피곤함을 느낀다.
7. 내가 어떻게 느끼는지 모르겠다.
8. 화가 난다.
9. 이건 바보 같은 짓이라고 느낀다.
10. 왜 나의 온전한 자아에 대해 좋은 느낌을 갖지 못하는지 잘 모르겠다.

Jack에게 일어난 것은 매우 보편적인 것이다. 우리는 우리의 중독적 자아에 관하여 생각할 때 불쾌하고 불편하게 느낀다. 그런다고 해서 우리가 항상 우리의 온전한 자아에 관하여 편하고 좋게 느낀다는 말은 아니다. 이 점에 관해서 Jack은 자신의 중독적 자아와 온전한 자아가 서로 대화하는 형식으로 정리해 보았다. 마치 그의 온전한 자아가 자신의 중독적 자아에게 "너는 왜 취하지 않은 (제정신의) 상태에서 내가 편한 느낌을 갖도록 놔두지 않는 거니?"라고 질문하는 것으로 시작하였다.

온전한 자아: 너는 왜 취하지 않은 (맑은 정신) 상태에서 내가 편한 느낌을 갖도록 놔두지 않는 거니?

중독적 자아: 왜냐하면 나는 네가 술 안 먹고 맑은 정신상태에서 지내기보다는 술에 취해서 살기를 원하기기 때문이지.

온전한 자아: 왜 너는 내가 취하게 되는 게 좋은데?

중독적 자아: 왜냐하면 너는 패배자야. 너는 취하거나 마약을 하지 않으면서 그 상황을 극복할 수 없어. 그것은 너 같은 패배자가 자신에 관하여 편하게 느낄 수 있는 유일한 길이야!

온전한 자아: 그렇지 않아. 나는 맑은 정신 상태에서도 편안한 느낌을 가질 수 있어.

중독적 자아: 왜 성가시게? 기분 좋게 느끼기 위해서 술을 마시거나 마약을 하는 것이 더 쉬운데.

온전한 자아: 그러면 난 죽게 될 거야. 그래서 술을 더는 마시지

않을 거야.

중독적 자아: 나는 네가 결국 술을 마시거나 그렇지 않으면 미쳐버릴 듯한 마음이 들도록 너를 비참하게 만들 거야. 나에게는 그럴 힘이 있어, 그래 한 번 해볼까?

당신의 온전한 자아와 중독적 자아가 서로 이야기하는 것이 무엇인지를 의식적으로 인식하는 것이 중요하다. 일상생활을 하면서 위와 비슷한 대화를 종종 한다. 때때로 중독적 자아가 대화의 주도권을 쥐게 된다. 그러나 우리는 그런 사실을 전혀 알아차리지 못하고 중독적 사고에 빠져들어 간다. 일단 당신이 중독적 자아와 온전한 자아의 차이를 구분하게 되면 이런 대화가 시작되면 대화를 중단하고 다음과 같은 물음을 스스로에게 던질 수 있다. 지금 누가 말하고 있는 것이지? 나의 온전한 자아인가 아니면 나의 중독적 자아인가? 당신이 자신의 중독적 자아와 온전한 자아의 존재를 인식하고 받아들이고 있는지를 알 수 있는 지표는, 내적인 갈등 없이 자신의 온전한 자아를 서술할 수 있는 능력이 있는가 하는 것이다. Jack은 앞서 중독적 자아와 온전한 자아 간의 대화를 끝내고 자신의 온전한 자아에 대해서 다음과 같이 서술할 수 있었다.

내가 나의 온전한 자기에 관하여 생각할 때 나는 …라고 느낀다.

1. 안전하다.

2. 자신 있다.
3. 따듯하다.
4. 강하다.
5. 때로는 겁이 나지만 내가 조절할 수 있다.
6. 살아있다.
7. 자유롭다.
8. 다른 사람들과 나눌 수 있다.
9. 책임감이 강하고 성숙하다.
10. 제정신 차리고 사는 어른답다.

자신의 삶에 '중독'이 끼친 악영향 파악

우리의 중독적 자아로 말미암아 우리는 신체적, 정신적, 사회적, 그리고 영적으로 바람직하지 않는 변화의 결과를 맞이했다. 빅북 (익명의 알코올중독자들)에서는 이를 가리켜 "교활하게 우리의 삶을 방해하는 강력한" 것이라고 주장한다. 우리는 중독적 자아가 실제 우리의 적이었는데도 불구하고 친구라고 생각했다. 우리는 중독적 자아가 실제로는 우리를 파괴시키고 있는데도 불구하고 우리에게 도움을 줄 수 있을 거라고 착각했었다. 중독적 자아가 한 것이라곤 오로지 문제를 일으키기만 했을 뿐인데 우리는 그러한 중독적 자아가 문제를 해결해 줄 것이라고 생각했다. 우리가 스트레스를 받아 더 이상 버틸 수 없는 지경에 이르렀을 때에도 우리의 중독적 자아는 우리가 어떻게 스트레스를 극복할지를 잘 알고 있는 줄로 오해했다. 우리는 우리의 사고방식을 제대로 바로 잡고 중독성 자아의 정체가 무엇인지 정확히 알아야 한다.

수년간에 걸쳐, 전문가들은 우리가 우리의 중독을 이해하는데 도움을 줄 수 있는 방법들을 개발해왔다. 대부분의 치료 센터들은 내담자들이 자신의 중독이 그들의 삶 속에서 어떤 역할을 했는지를 알아차릴 수 있도록 돕는 방법들을 사용하고 있다. 만약 당신이 지난 얼마 동안 단주를 하고 있으면서 다음에 제시되는 과제들을 한 번도 해 본 적이 없다면 실제로 해 보기를 바라며 따라 해보면 자신에게 많은 도움이 된다는 사실을 확인하게 될 것이다. 이러한 과제들은 우리의 중독적 자아와 온전한 자아 간의 갈등이 초래하며, 그러한 과정을 극복해 나가는 것이 바로 제대로 된 연습이다.

자신의 개인사(個人史) 재구성

중독은 당신의 생활방식과 밀접한 관계가 있다는 사실을 명심해야 한다. 어떻게 중독이 시작되어 오늘에 이르게 되었는지를 알기 위해서는 자신의 생애를 면밀히 돌아보고 이해하는 것이 중요하다.

과제 1 : 먼저 자신의 살아온 생애에 대해서 10에서 15페이지 범위 내로 요약정리를 하여 작성해 보라. 다음에 제시되는 방식을 이용해 보면 쉽게 해 볼 수 있을 것이다. 이러한 과제를 하면서 작성된 내용을 당신의 치료자와 함께 면담할 수도 있고 AA 모임에서 또는 당신의 후원자와 같이 나누는 시간을 가져보라. 그리고 그들

이 해준 말이나 반응들을 정리하여 적어보라.

어린 시절

작성해야 할 내용 : 당신의 어린 시절이 어떠했는지 기술해 보라. 10살이 되기 전의 당신의 어머니와 아버지는 어떠했는지? 또한 당신의 형제들에 대해서도 설명을 하고 당신이 10살이 되기 전에 그들을 어떻게 기억하고 있는지를 묘사해 보라.

성인으로서 행복하고 건설적인 삶을 살아가는데 필요한 능력을 갖추는데 당신의 가족이 어떻게 영향을 미쳤는가?

초등학교 시기

작성해야 할 내용 : 당신에게 초등학교는 어떠했는가? 당신의 가족에게서 배웠던 신념들이나 가치관들을 당신이 만났던 사람들도 인정해 주었는지 아니면 그들은 당신이 배웠던 것과 다른 삶의 방식을 보여주었는가? 성인으로서 의미 있고 행복한 삶을 살아가는데 필요한 능력을 갖추는데 당신의 초등학교 시절이 당신에게 어떻게 영향을 주었는가?

중·고등학교 시기

작성해야 할 내용 : 당신의 중학교와 고등학교의 경험을 묘사해 보라. 성인으로서 의미 있고 행복한 삶을 살아가는데 필요한 능력을 갖추는데 이 시절이 당신에게 어떻게 영향을 주었는가? 당신

의 가장 친한 친구들과 당신의 또래들로부터 당신이 무엇을 배웠는지 반드시 묘사하라.

대학 / 전문대학 시기

작성해야 할 내용 : 대학교나 또는 전문대학 시절은 어떠했는지 설명해 보라. 그러한 생활이 성인으로서 의미 있고 행복한 삶을 살아가는데 필요한 능력을 갖추는데 영향을 준 것이 있다면 어떤 식으로 영향을 주었는지 기술해 보라. 이 기간에 영향을 받는 어떤 경험이 성인으로서 의미 있고 행복한 삶을 살아가는데 필요한 능력을 갖추는데 방해물이 되지는 않았는가?

군인 시기

작성해야 할 내용 : 당신이 군에 있었다면, 그러한 경험은 어떠했는가? 전쟁에 참여하나 적이 있었는가? 만약 경험이 있다면, 그러한 군 생활이 성인으로서 효과적인 삶을 살아가는데 필요한 능력을 갖추는데 어떤 식으로 영향을 준 것이 있다면 기술해 보라 이 기간에 영향을 받는 어떤 경험이 성인으로서 효과적인 살아가는데 방해물이 되지는 않았는가?

직업 경력

작성해야 할 내용 : 그동안 했던 일들이 어떤 것들이었는지 설명해 보라. 당신은 자신이 생계비를 버는 능력도 있고 어느 정도 경

제적인 여유를 갖추는 능력이 있다고 생각하는가 그렇지 않다고 생각하는가?

성인기 가족사

작성해야 할 내용 : 성인이 된 이후 당신의 부모나 다른 형제들과의 관계가 어떻게 발전되어 오고 있는지를 기술해 보라.

성인기 사회생활 기록

작성해야 할 내용 : 성인기 기간 동안 당신의 친구 관계는 어떻게 발달되었는지 기록해 보라. 당신은 의미 있고 편안한 그런 친구 관계를 가지고 있는가?

연애사 또는 결혼 생활사

작성해야 할 내용 : 당신의 연애관계, 성적 파트너와의 관계, 또는 결혼 관계 등에 관하여 묘사해 보라. 당신은 장기간의 의미 있고 편안하면서도 성적으로 친밀한 관계를 갖고 있었는가?

알코올 혹은 마약의 사용력(使用歷)

과제 2 : 알코올 및 마약을 처음 사용했을 때부터 지금까지의 전 과정을 적어보자. 알코올이나 마약을 사용하는 방식이 크게 변화가 생긴 때가 있다면 떠 올려 보라. 당신이 더 많이 사용하거나 또는 덜 사용한 때가 있다면 적어보라. 당신의 알코올과 마약사용

의 결과로 어떤 문제가 나타났는가? 짧게는 1년 단위로 길게는 5년 단위로 나누어서 정리를 해보아도 좋다. 꼭 기억할 것은 당신이 완전히 단주를 했던 적이 있다면 모두 적어보고 왜 완전 단주를 했었는지 그 이유도 반드시 적어보라.

자신의 개인사와 알코올 혹은 마약의 사용력을 비교해보기

종이를 한 장 준비하고 중앙에서 밑으로 선을 하나 긋자. 왼쪽의 칸에는 '주요 생활사건'이라고 표기하라. 오른쪽 칸에는 '나의 알코올 및 마약 사용 패턴'이라고 표기하라.

왼쪽 칸에는 당신이 살아오면서 경험한 주요 사건들을 열거하라. 자신의 지난 과거의 일들을 일반적으로 책의 서두에 있는 목차와 같이 전개해 나간다고 생각하면 도움이 될 것이다. 아동기를 설명하는 챕터(장)가 있을 것이고 초등학교를 위한 장도 있을 것이고 중고등학교 시절을 설명하는 장이 있을 것이다. 이런 식으로 왼쪽 칸을 책의 목차 작성하듯이 채워가 보자. 왼쪽 칸을 작성하는데 도움이 되는 또 다른 방식은 당신이 살아오면서 경험한 중요한 변화들이 무엇이 있었는지 혹은 당신이 했던 중요한 결정들은 어떤 것들이 있었는지 찾아보는 것이다. 중요한 결정을 내려야만 했지만 이러지도 못하고 저러지도 못하며 번민에 싸였던 적은 언제였었나? 당신의 삶의 방향을 바꾸지 않으면 안 되었던 상황에 처했던 적은 언제였나? 이러한 경험들을 적어도 6개 내지는 10개 정도는 반드시 적어보도록 하자.

왼쪽에 적은 생활 사건에 맞추어 오른쪽 칸에는 그 당시 자신의 중독생활은 어떠했는지 적어보라. 당시 당신이 사용한 마약의 종류와 양이 얼마나 되었는지 반드시 기록해야 한다. 당신 자신에게 당신이 어떤 종류의 마약을 얼마나 사용하였는지, 그리고 얼마나 자주 그리고 결과가 어떠했는지 자문해 보도록 하라. 만약 어린 시절에 가족 중의 누군가가 중독자가 있었다면 그것이 자신에게 얼마나 영향을 끼쳤는지도 기록하도록 하라.

이러한 연습(과제)을 해 보면 당신이 사용한 알코올과 및 마약이 당신의 삶에 어떤 영향을 얼마나 끼쳤는지를 이해하는데 도움을 줄 것이다. 당신은 이 과제들이 생각보다 더 어렵다는 것을 경험하게 될 것이다. 대부분의 물질 중독자들은 자신의 중독이 자신의 삶에 어떤 영향을 미쳤는지를 돌아보지 못하게 막는 부정과 합리화와 같은 방어기제를 발달시킨다. 이런 이유는 지극히 단순하다. 만약 우리가 우리의 물질 사용과 우리의 삶의 과정의 상관관계를 정직하고 명확하게 되돌아본다면, 우리는 중독이 얼마나 우리의 생활을 파괴시켜왔는지를 인식하지 않을 수가 없기 때문이다. 그리고 만약 그 중독이 얼마나 파괴적이었는지를 제대로 이해한다면 합리적인 이성을 가진 사람이라면 중독 물질 사용을 멈추게 될 것이다) 다음에 제시되는 예를 보면 어떻게 작성하는지에 대한 이해를 더 잘 하게 될 것이다.

주요 생활 사건들 :	**나의 알코올과 마약 사용 패턴**
아동기(0–5세) : 부모님과 같이 살음	아버지는 술을 많이 마셨다. 어머니는 전혀 술을 마시지 않았다.
초등학교(6–11세) : 나는 평균 성적이고 그러나 나는 잘 적응하지 못한다고 느꼈고 누구도 나를 좋아하지 않는다고 느낌.	아버지의 음주 문제는 전혀 조절되지 않았고 누나는 아버지의 음주로 인해 감정적인 문제가 생겼다. 나는 종종 아버지의 맥주를 한 모금씩 마셔보았다. 그때 나는 마치 어른이 다 된 것 같이 느꼈다.
중·고등학교(12–18세) : 중간성적. 처음 3년 동안 외톨이 생활. 마지막 해에는 친구들이 많았음.	첫 3년간은 술을 마시지 않았다. 학년이 높아지면서 갱단에 가입했고, 금요일 토요일 밤마다 술을 마시기 시작했고 종종 마리화나를 피우기도 했다. 마시고 피울 때는 정말 끝내주는 느낌이었다.
대학(19–22세) : 징병을 피하기 위해 4년간 다님. 남학생들끼리만 모이는 사교 단체에 가입함. 중간성적. 매우 즐겁게 지냄.	심하게 음주를 했고 때때로는 매일 마셨다. 그리고 때때로 대마초를 피웠고, 필로폰이나 LSD[4]를 사용 했다. **문제**는 없었다. 내가 원하면 끊을 수 있었다.

4) LSD (Lysergic acid diethylamide) : 스위스 화학자인 Albert Hofmanm (1906~2008)이 합성한 강력한 환각제. 정체성 상실, 시간 왜곡, 공감각 등의 증상을 경험하게 되며, 발열, 맥박수 증가, 발한, 발작, 불면증을 일으키기도 한다. 심리적 의존 증상이 심하며, 경우에 따라서는 정신병을 유발하는 것으로 알려져 있다.

주요 생활 사건들 :	**나의 알코올과 마약 사용 패턴**
군대(23–24세) : *베트남 파병2회. 많은 전투 참여. 많은 상처들.*	전투현장에서 술과 약도 하지 않음. 하지만 휴가 때마다 몹시 취하였고 필름 끊김 현상도 있었고 자주 싸움도 생겼다.
잃어버린 시간들(25–27세) : 베트남에서 귀가. 친구가 거의 없었음. 내가 미쳐가고 있다고 느꼈고 아무도 나를 이해해주지 않는다고 느낌.	나는 매일 취해있었고 약을 했다. 나는 베트남에서의 모든 경험들에 대해 불평불만을 쏟아냈다.
결혼(28–31세) : Ruth와 만났고 사랑하게 됨. 6개월 만에 결혼. 처음으로 점포 메니저로 직장을 잘 유지함. 2년 안에 두 아이를 둠. 나의 가족은 내 삶에서 가장 소중한 것이었다.	Ruth가 나의 삶을 바꾸었다. 나는 술을 많이 줄이게 되었고 약은 완전히 끊었다. 약 1년간은 잘했음. 부모가 된 부담감을 매우 강하게 느낌. 그래서 심하게 마심. 나는 취하고 나면 후회할 일들을 아내와 아이들에게 하곤 했다.
물질 의존 치료(31세) :	나와 이혼하겠다는 아내의 협박과 나를 해고시키겠다는 사장님 때문에 치료를 받게 되었다.

알코올과 마약들에 얽매여 있었던 이유 찾아보기

과제 3 : 알코올이나 마약이 우리의 삶에 편리함을 제공해준 것이 있었다. 우리는 중독 물질의 도움으로 무엇인가를 성취해 내기도 했다. 때때로 우리는 술의 힘을 빌려 개인적인 장점을 더 과대 포장하기도 하였다. 다른 때에는 우리는 우리의 약점을 극복하기

위해서 중독 물질을 사용하기도 했다.

당신이 알코올 및 중독 물질을 사용한 이유가 무엇인지를 확인하는 방법 중 하나는 다음의 질문들에 대한 답을 다른 종이에 적어보는 것이다.

1. **술이 내게 주었던 장점** : 내가 술에 취하면 마치 내가 갖고 있는 것 같이 생각이 들고, 반대로 술을 마시지 않고 맑은 정신이 되면 없어져 버린다고 생각되는 술의 장점에는 어떤 것이 있는가? 온전한 생활을 하면서 과거 술이 우리에게 주었던 이러한 장점들을 술 없이 습득하기 위해 내가 할 수 있는 일은 무엇이 있는가?
2. **내가 극복해야 할 약점** : 내게 어떠한 약점이 아직 남아 있기에 내가 술을 마시고 싶다는 생각이 들 때 짜증이나 불편감이 다시 차오르게 되는 것일까? 술이나 마약 없이 이러한 약점을 극복하기 위한 방법에는 무엇이 있을까?
3. **내게 남아있는 문제** : 내가 술이나 마약을 사용함으로 피하고 싶어 하는 문제나 불쾌한 상황들은 어떤 것들이 있는가? 단주를 하고 있는 이 시점에서 내가 이러한 문제나 상황들을 중독 물질을 사용하지 않고 어떻게 해쳐나갈 것인가?

중독을 병으로 받아들이기

받아들임이란 알코올 및 중독 물질을 사용하면서 생겼던 일들에 대하여 어떤 고통을 느끼지 않으면서 생각해 볼 수 있는 능력을 말한다. 받아들임에는, 하나의 감정적 과정으로서 중독이 한창일 때 생겼던 수치경험, 죄책감, 그리고 미해결된 고통스러운 경험들을 함께 해결해 나가겠다는 태도가 동반된다. 많은 회복 중인 사람들은 수년 동안 이러한 해소되지 않은 고통스러운 기억들을 가지고 있다. 대부분의 시간 동안에는 모두 괜찮은 것 같이 느끼지만 과거의 음주와 마약 사용에 관하여 생각하거나 또는 이야기를 하게 되면 그때의 고통 수치감 및 죄책감 등이 되살아나게 된다.

우리 중 많은 사람들은 이러한 부정적 감정을 만들어 내는 기억들을 억지로 생각하지 않으려고 노력함으로서 이런 감정들을 처리해 보려고 노력한다. 이것은 짧게는 효과가 있다. 그러나 결국에는 그 감정들은 다시 되살아난다. 이러한 고통스러운 감정들은 12단계 프로그램을 실행함으로서 또는 상담 및 심리치료에 참여함으로서, 그리고 과거 기억들을 정확하게 되짚어보고 그 기억들과 그 기억들이 야기한 부정적 감정들을 이야기로 풀어내 보면서 해결될 수 있다. 우리가 우리의 중독을 완전히 받아들이게 될 때 우리가 과거에 알코올 및 중독 물질을 사용했던 것 때문에 스스로를 상처입히는 일은 더 이상 없어진다.

빅북은 우리에게 다음과 같은 약속을 제시해 주고 있다. '우리는 새로운 자유와 행복을 알게 될 것이며, 과거를 후회하지 않고, 과거를 감추려 하지 않는다. 우리는 평온함을 이해하고 평화를 알게 될 것이다. 우리가 과거에 우리 자신이나 타인에게 끼친 문제나

고통이 아무리 심한 것이었다 하더라도, 우리는 마음의 평온함과 평화가 무엇인지 알게 될 것이다.'

우리의 고통스러운 기억들을 해결하기 위해서는 우리가 왜 여전히 그러한 기억들을 놓지 않고 있는지 그리고 회복하는 동안에도 그러한 기억들을 어떻게 유지하고 있는지를 제대로 이해할 필요가 있다.

우리가 고통스러운 외상적 경험을 하고 난 뒤 그 경험들을 이야기하지 않으려 할 때, 우리의 기억들은 미해결된 상태로 유지되게 된다. 외상 경험이 심하면 심할수록 고통은 더 해결되지 않은 상태로 남게 된다. 우리들 대부분은 우리가 중독 상태였거나 또는 금단 증상을 겪고 있을 때 고통과 외상을 경험했지만, 우리는 이 경험들에 특별한 의미 부여를 하지 못하고 종종 지나쳐 버린다. 우리는 자신에게 '*어찌 되었건 나는 그때 취해 있었고, 취하면 어떤 고통도 느낄 수 없어. 지금은 내가 술 마시지 않는 맑은 정신인데 왜 나는 그때 그 일을 걱정하고 있지?*'라고 말하며 과거의 고통에 대해 다시 떠올리기를 주저한다.

과거 우리에게 일어난 것은 장기간의 감정적인 결과들을 낳게 된다. 고통과 외상은 마음의 무의식에 기록 저장된다. 후에 어떤 사건이 그 기억을 촉발하게 되고 그렇게 되면 고통스러운 감정은 갑작스레 되살아나게 된다. 이러한 현상을 플래시백 (Flashback 재현) 이라고 부른다. 치료의 과정 중에는 우리의 무의식 속에 감추어진 기억이 다시 떠오르게 만들고, 그 기억을 언어로 표현하게 함으로 우리는 그 기억을 처리할 수 있게 되는 것이다.

고통스러운 기억은 계속 유지되는데 그 이유는 우리 마음에서 고통스러운 기억이 튀어나오려 할 때마다 그 기억을 잊어버리려고 시도하기 때문이다. 이는 잠시 동안 효과가 있지만, 기억과 느낌은 또다시 되살아난다. 우리는 고통스러운 감정을 동반하고 있는 기억들을 습관적으로 차단해 버린다. 우리는 이런 습관에 너무나 잘 길들여지기 때문에 그 다음에는 의식적으로 생각하지 않고도 익숙하게 반복된다. 그러나 불행하게도 이렇게 기억을 차단한다고 해서 그 기억이 영원히 사라지지는 않는다. 그 기억은 우리가 그 기억을 생각하고 말하게 되면 또 다시 떠오르게 되는 것이다. 여기서 Jack의 이야기를 한번 들어보자.

> 어느 날 저녁 나는 완전히 취하게 되면 도대체 어떻게 되는지를 알아보기로 마음먹었다. 나는 3시간 반 동안 미국산 버번위스키 5병을 마셔버렸다. 내가 마지막 몇 잔을 마셨을 때 내 머리는 빙빙 돌았고 나는 매우 현기증이 나서 거의 병을 들 수 없을 정도였다. 나는 마지막 한두 모금을 마시고 나서 전부 다 토해 버렸고, 사방이 엉망진창이 되어 버렸다. 잠시 후 나는 누군가가 나를 소파에 눕혀준 기억이 난다. 나는 가슴 앞에 팔짱을 낀 채로 마치 잠들어 있는 듯 거기에 누워 있었다. 많은 사람들이 나에게 소리 지르고 나와 이야기를 시도하면서 소파 주위에 서 있었다. 나는 계속 반응하지 않았다. 그들은 내가 움직일 수 없을 정도로 술 취한 것에 대해 나를 비난하였다. 나는 나 자신에게 이렇게 말했다. '*나는 움직*

> *일 수 있어, 내가 그들에게 당당히 보여 줄 거야.'* 그리고 나는 내 눈을 뜨려고 시도했지만 그럴 수 없었다. 또 무엇인가 말하려고 했으나 그럴 수 없었고 내 팔과 다리를 움직이려 했지만 그럴 수 없었다. 나는 공포에 질렸고 죽을 것 같은 느낌이 들었음에도 불구하고 움직일 수 없었다. 차근차근 사람들이 나를 떠나가는 소리를 들었고 나는 혼자 남겨지게 되었다. 나는 필사적으로 도움을 청하려고 힘껏 외쳐 보려 했지만 그렇게 할 수 없었다.

이 경험은 Jack에게 매우 충격적인 것이었다. 그 경험이 너무나 충격적이어서 단주 생활을 하는 수년 동안 그 사건을 기억에서 지우려 애썼다.

그러나 그 기억은 계속 떠올랐다. 그는 잠을 자려고 하면 이상한 공포감을 느끼기 때문에 등을 붙이고 잠을 잘 수가 없었다. 사람들이 그에게 소리 지를 때 그는 질식할 것 같은 느낌을 느꼈다. 이러한 느낌을 야기 시키는 그 기억은 계속 의식으로 떠오르려고 했고 그래서 그는 그 기억을 억압하려고 했다 그의 마음에서 그 기억을 계속 밀어내려고 했다. 어느 날 저녁 단주 모임에서 그는 자신의 경험담을 하는 동안에 그 기억이 재현되었다. 그가 그 기억에 대해 이야기를 하려고 할 때 그는 울기 시작했다. 그는 공포를 느끼고 유기된 기분이 들었으며 마치 죽을 것 같다는 느낌이 들었다. 그가 이야기를 멈추자 기분이 좀 나아지는 것 같았다. 그는 왜 그런지 알지 못했다. 그는 그저 그런 경험을 했을 뿐이다. 모임 후에 그는 이 경험을 그의 후원자와 나누었고, 그리고 여러 다른 모임에서 경험담으로 이야기를 했다. 사람들은 그 이야기를 들었고 그들 또한 비슷한 경험들을 해 보았기 때문에 그의 그 경험을 잘 이해하였다. 시간을 두고 토론을 하면서 그를 힘들게 했던 그 기억의 부정적 영향력은 사라졌다. 이제 그는 어떤 마음의 고통도 느끼지 않고 과거의 그 사건에 대해 생각할 수 있고 실제로 이야기할 수 있게 되었다. 사실은 그는 이제 그 사건에 대해 웃을 수 있는 여유를 갖게 되었다.

Joanne이라는 한 여성의 음주력을 살펴보면 여러 번의 필름 끊김 현상을 경험하였다. 그녀가 해독이 되면서 정신이 맑아지면 함정에 갇히거나 사람들이 자신을 만지거나 밀치는 악몽을 꾸었다. 그녀가 자신의 음주 역사를 되돌아보면서 기억을 재구성해 보는 동안에 자신이 너무 취하여 저항할 능력이 없었을 때 성적으로 학대받은 경험을 기억해 냈다. 처음에는 그 기억이 고통스럽고 파편화 되어 있어서 그녀는 그 기억들을 마음에서 떨쳐 내려고 무척 노력하였지만, 치료자의 도움을 통해서 그녀에게 실제 무슨 일이 생겼는지를 정확히 기억해 낼 수 있었다. 비록 고통과 무력감 그리고 배신감 등이 아주 강하게 느껴졌지만 그 기억을 이야기 할 때마다 점차 그 고통은 경감되었다. 어느 날 저녁 그녀는 단주 모임에서 그것에 관하여 경험담을 하였다. 그 모임에 참석했던 몇 명의 여성들도 그녀와 유사한 경험을 했던 사람들이었지만, 그들도 과거의 그러한 기억들을 생각하거나 이야기하는 것을 두려워하고 있었다. 그들은 단주 모임이 끝난 후에 따로 함께 모여서 과거 부정적 기억에 대해서 서로 서로 이야기를 나누었고, 그러자 그들을 그토록 고통스럽게 했던 그 기억들은 점차적으로 힘을 잃게 되었다.

우리가 외상을 경험하게 될 때, 우리의 몸에 아드레날린이 분비되면서 심장이 빨리 뛰게 되고, 숨이 가쁘게 되며, 근육이 강하게 경직된다. 외상이 아주 심하면 우리는 쇼크 상태에 빠진다. 만약 그 외상이 견딜 수 없을 만큼 강하다면, 우리는 일시적인 기억 상실을 경험하게 되고 무슨 일이 벌어지고 있는지를 알지 못하게 된다. 쇼크 상태에 빠지게 되면 외상에 대하여 신체적 또는 감정적으로 어떤 영향을 느낄 수 없게 된다. 우리는 과부하로부터 우리의 신경 체계를 보호하기 위해서 모든 활동을 중단하게 된다. 우리는 정신적으로 무감각해지고 멍해진다. 이렇게 되면 종종 눈의 초점이 풀리고 멍하게 생각 없이 넋이 나간 사람처럼 된다. 이때 만약 우리가 술에 취해 있거나 마약을 이용하여 최고의 쾌감에 빠져 있다면, 사람들은 우리의 쇼크 상태를 마치 중독 상태에 빠져 있는 것으로 착각할 수 있다.

그 다음에는 반동 단계(rebound stage)가 이어진다. 우리는 쇼크 전 상태로의 복귀된 느낌을 갖기 시작한다. 우리의 몸은 다시 균형을 잡기 시작하고 무감각했던 감정은 서서히 되살아나기 시작한다. 이제는 하고자 하는 의도도 갖게 되고, 말하고 싶은 욕구도 느끼게 된다. 일단 말로 표현될 수만 있다면 그 부정적인 과거의 기억은 회복될 수 있다. 그러나 그것이 억압이 된다면 또다시 되살아날 것이다.

반동 단계가 시작될 때 우리 중 많은 사람은 강한 수치감과 죄책감을 느낀다. 우리는 외상적 사건을 우리의 잘못이라 생각할 수도 있다. 다시 말해 우리가 술을 마시지 않거나 마약을 하지 않았다면, 그런 일은 일어나지 않았을 거라고 여길 수 있다. 이럴 때 우리는 수치감을 경험하게 된다. 우리는 발생한 일로 보면 분명히 우리가 결함이 있는 사람이라고 느끼게 된다. 그리고 우리는 이에 대하여 어느 누구에게도 말하기를 두려워하고 꺼려한다. 우리는 종종 이러한 여전히 해결되지 않은 고통스러운 감정들을 없애려고 술을 마시거나 마약을 사용하기 시작한다.

만약 당신은 자신의 중독 물질 사용으로 인해 여전히 미해결된 외상적 경험들을 갖고 있는지 어떻게 알 수 있는가? 다음의 질문에 답을 해 보면 도움이 될 것이다. 당신의 상황을 가장 잘 설명하는 답에 동그라미를 하라.

예　　아니오　　자신이 알고 있기에 술 취하고 약을 하는 동안에 당신에게 무슨 일이 일어났는지를 기억하지 못하는 기간이 있는가?

예　　아니오　　당신은 자신이 중독 물질을 사용하던 중에 발생하였지만 자신에게 크게 영향을 미치지 않았다고 생각하는 끔찍한 일들을 기억할 수 있는가?

당신이 자신의 알코올 및 중독 물질 사용의 역사에 관하여 생각하거나 이야기 할 때 당신은… :

예	아니오	격하게 감정적으로 격해지는가?
예	아니오	감정적으로 무감각해 지는가?
예	아니오	집중력과 주의력이 떨어지는가?
예	아니오	혼돈스럽거나 명료하게 생각하기가 어려운가?
예	아니오	불쑥 불쑥 떠오르는 파편화된 기억들을 가지고 있는가?
예	아니오	무기력감과 절망감을 느끼는가?
예	아니오	고통스러운 신체적 감각 또는 강한 긴장감을 느끼는가?

만약 당신이 4개 또는 그 이상에 '예'라고 답한다면 당신은 아마도 알코올 및 중독 물질 사용과 관련된 미해결된 기억들을 가지고 있다고 볼 수 있다. 그렇다면 당신은 당신의 후원자나 회복 모임, 그리고 치료자들과 함께 그 기억들을 이야기하면서 큰 도움을 받을 수 있을 것이다.

회복 초기 단계가 막 시작될 쯤에는 중독 기간 동안에 일어났던 일들에 대해 무기력감을 느낄지도 모른다. 당신이 그렇게 무력감을 느끼는 이유는 당신의 과거사에 대하여 당신이 할 수 있는 일이 아무것도 없다고 여기거나 과거의 그 고통을 사라지게 할 수 있는 방법이 전혀 없다고 생각하기 때문이다. 그러나 이것은 사실이 아니다. 이러한 과거 기억들과 관계된 고통을 해소하기 위한 방법은 있다. 당신에게 도움이 되는 많은 방법들이 있다.

중독 경험들의 고통을 해소하기

물질에 중독된 적이 있는 사람들은 고통스러운 기억들을 가지고 있다. 이는 중독이라는 질병이 가지고 있는 당연하고 자연스러운 결과이다. 온전한 삶을 살려고 노력하는 중에도 이러한 고통스러운 기억들은 주기적으로 찾아와 우리를 불편하게 한다. 이것은 "해소되어야 한다." 해소의 필요성 또한 자연스럽고 정상적인 것이다.

우리는 과거 중독의 문제로부터 시작된 우리의 고통을 해소하기 위해서는 이러한 경험들에 관하여 생각하고 주변 사람들에게 말할 필요가 있다. 만일 우리가 그저 떠올리기 싫다는 이유로 우리의 마음 한구석에 치워 놓기만 한다면, 아픈 기억들은 결국 다시 돌아올 것이다.

우리는 이러한 과정을 혼자서 해야 하는 것은 아니다. 대부분의 사람들은 스스로의 방식으로 해소되지 않은 과거의 고통을 쉽게 떠올리지 못하는데, 이는 무의식적인 방어가 가로막고 있기 때문이다.

해소되지 않은 고통들을 떠올리는 순간에, 우리가 평온한 혹은 주위로부터 지지받을 수 있는 환경에 있지 못한다면, 억지로 생각하거나 힘들게 말하지 말고, 상황이 개선될 때까지 기다리는 것이 좋다. 고통스러운 기억을 떠올릴 때는, 우리가 하는 말을 경청할 사람들이 있고, 그들이 우리의 고백에 귀를 기울이며, 우리를 진지하게 대해 주며, 우리가 고백한 고통스러운 경험이 진실이며 중대한 문제라는 데 대해 공감해주는 안전한 환경을 보장받는 것이 필수적이다. 대부분의 단주 모임은 안전한 장소일 수 있다. 그 외에도 대부분의 지지적인 소모임이나 개별적인 치료적 면담들도 안전한 장소의 예가 될 수 있다.

안전한 환경이라고 생각되면, 우리는 자신의 기억을 가능한 명료하고 정확하게 다른 사람들에게 설명하는 것이 중요하다. 경험에 대한 이야기를 시작하면, 우리는 생생한 기억들과 고통스러운 느낌들이 반복적으로 떠오를 것이다. 우리 감정이 순간적으로 정지해버릴 수도 있고, 경우에 따라서는 과도하게 반응할 수도 있으며, 어떤 경우에는 당시에 경험했던 것과 비슷한 강렬한 시각적 형상과 신체 감각을 경험할 수도 있다.

우리는 이미 그 상황을 지나 현재까지 살아남아 있다. 과거의 기억은 우리에게 위해를 가하거나 해치지 못한다. 감정을 재경험하는 것은 불쾌할 수도 있다. 그러나 우리는 안전한 환경에서 과거의 경험에 대해 이야기하고 있기 때문에 우리가 다칠 위험은 없다.

우리가 고통스러운 기억에 대해 털어놓음에 따라 우리의 고통이나 긴장은 점차 감소하게 된다. 결과적으로 우리는 안도감을 느끼게 되며, 언젠가는 그 기억에 대하여 어떠한 고통도 느끼지 않고 떠올리게 될 것이다. 우리가 고통스러운 기억에서 자유롭게 되는 것이다.

우리의 고통스러운 기억들을 해소하는 방법으로 다음 4가지를 들 수 있다.

- 다른 사람들의 이야기 듣기
- 우리의 개인사에 대해 이야기하기
- 치료적 상담에 참여하기
- 12단계 프로그램 수행하기 (특히 4단계부터 7단계)

이들 각각에 대해 자세히 살펴보기로 하자.

다른 사람들의 이야기 경청

모임에서 우리는 다른 사람들이 그들의 알코올과 마약 사용의 관한 이야기를 하는 것을 듣는다. 다른 누군가의 이야기를 들으면서 다른 사람의 경험에서 우리는 우리 자신의 모습을 보기 시작한다. 우리는 우리가 특이한 것이 아님을 이해하게 된다. '여기 있는 다른 사람들과 내 문제가 결국은 같은 것이구나.'라는 생각을 하게 된다. 만약 우리가 우리의 마음에서 고통스러운 기억을 한 구석에 밀어 놓아버린 상태였다면, 다른 사람의 이야기를 듣는 동안 다시 원래 자리로 돌아오게 된다. 이를 통해 우리는 고통스러운 기억들을 공책에 적어 볼 수도 있고, 다른 사람들에게 이야기를 해 볼 수도 있다.

우리의 개인사(個人史)에 대한 고백

과거로부터의 고통을 기억하고 해소하는 가장 강력한 방법 중의 하나는 모임에서 우리의 개인사에 대해 이야기하는 것이다. 이야기를 시작하기 전에는 긴장되고 걱정될 것이다. 우리는 우리가 무엇을 이야기할지를 요약해서 미리 적어 놓을 수도 있다. 일단 사람들 앞에서 이야기를 시작해 보자. 그러면 뭔가 마술적인 변화가 일어난다. 과거의 기억의 실타래가 풀리고 의식으로 밀려들기 시작하면, 미리 준비한 요약지의 내용을 잊어버린다. 우리는 우리가 말하려고 준비했던 것 대신에 우리가 진짜로 말해야 하는 내용을 말하기 시작한다. 감정이 폭발하기 시작한다. 그리고 많은 사람들이 눈물을 흘린다. 어떤 이들은 소리 내어 울기도 한다.

무슨 일이 일어난 것일까? 우리는 술을 마시거나 마약을 하는 동안에는 미쳐 경험해 보지 못했던 감정들을 경험하기 시작한다. 이런 고통스러운 경험이 드러남에 따라 감정적인 카타르시스가 일어난다. 고통은 느껴지고 표현된다. 결과적으로 안도감이 느껴지고 고통은 해소되어 나간다.

AA의 한 멤버가 다음과 같이 내게 말한 적이 있다. "대부분의 알코올 환자는 그때그때 새로운 기억이 드러나기 때문에, 적어도 모임에서 10번 정도 이야기를 할 때까지는 그들 자신의 개인사에 대해 제대로 알고 있는 것이 아닙니다."

우리가 자신의 개인사에 대해 다른 사람에게 이야기하는 것이 회복에서 아주 중요하다. 나는 회복의 첫해 동안에 적어도 3번에서

5번 정도 이루어져야 한다고 믿는다.

치료적 상담 참여

상담가는 우리에게 우리가 알코올과 마약을 사용했던 시기 동안에 무슨 일이 일어났었는지를 기억하도록 도와줌으로써 자신의 개인사를 말할 수 있도록 우리를 준비시킨다. 숙련된 상담가는 우리에게 질문을 하거나 연상 요법을 통해 기억의 틈새를 채울 수 있도록 도울 수 있다. 연상 요법은 충분히 이완된 상태에서 기억의 빈틈이 시작된 바로 그 직전의 시간으로 우리 마음을 되돌리는데 활용된다. 연상 요법을 통한 상담 과정에서 우리는 그 당시 정확히 무엇을 보고 듣고 느끼고 경험했었는지 기억하도록 요구받는다. 그에 따라 우리는 무엇이 일어났었고 그것에 대하여 우리가 어떻게 느꼈는지에 집중하게 된다. 기억의 빈틈으로 한발 한발 다가서게 되는 것이다. 우리가 잊어버렸다고 생각했던 기억들이 불쑥 돌아오게 된다. 되살아나는 많은 기억들이 고통스러울 수 있다. 경험 많은 상담가는 우리가 경험은 기억하지만 고통은 도리어 줄일 수 있도록 돕는다.

우리의 자신의 개인사에 대해, 후원자 앞, 단주 모임, 그리고 치료적 상담 등 다양한 자리에서 시도해 보도록 권한다. 이러한 노력을 통해 우리의 회복이 좀 더 당겨질 수 있을 것이다.

12단계 프로그램 수행

회복 초기 동안, 대부분의 회복자들은 AA 프로그램의 제4단계에서 제7단계를 실행하게 된다. 이 단계들은 내적인 변화 과정을 다룬다.

회복 초기에서의 12단계 프로그램

모든 회복자들에게 12단계와 그 근본 원칙들을 이해하는 것은 무척 중요하기 때문에, 아래의 단계들을 자세히 검토해 보도록 하자.

제4단계 : 두려움 없이 우리 자신에 대한 도덕적 검토를 했다

여기에서 중요한 개념은 '도덕'이라는 단어이다. 도덕적이라는 것이 의미하는 것은 무엇인가? 도덕은 그 자체가 옳고 그른 행동과 관계되어 있다. 옳은 행동과 잘못된 행동을 결정하기 위해서 우리는 기준을 정할 필요가 있다. 무엇이 우리가 우리의 행동에 대하여 옳다거나 잘못되었다고 판단할 기준 또는 판단 척도인가?

내 자신의 행동이 옳은지 또는 잘못인지를 판단하는데, 나는 내가 나 자신이나 다른 사람에 있어 공통적으로 적용할 수 있는 기준을 사용한다. 삶이 충만 되도록 한다면 그것은 옳은 행동일 것이다. 반대로 삶을 파괴하거나 원활한 흐름이 막힌다면 그 행동은 잘못된 것이다. 나는 삶을 생물·심리·사회적 그리고 영적 과정으로 본다, 즉, 신체적, 정신적, 사회적, 그리고 영적인 삶과 건강을 손상시키거나 파괴시키는 행동은 그 어떤 것들이라도 나쁜 것이다. 반면

이 분야를 향상시키는 것이라면 옳은 것이다. 나는 우리가 가능한 한 충만한 삶을 살아가기 위해 태어났다고 믿는다. 회복이란 다시 살아가는 방법을 새롭게 배우는 것을 의미한다. 우리를 완전한 건강과 생기에서 마음, 몸, 그리고 영적인 질병으로 이동시키는 행동은 어떤 것이라도 나쁜 것이다. 병과 죽음의 근처에서 우리를 완전한 건강과 생기로 이끄는 행동은 어떤 행동이라도 좋은 것이다.

올바른 삶 (건강한 행동)은 다른 사람들과의 상호 의존에 기반을 두고 있다, 그러나 우리는 다른 사람의 권리를 침해하고 다른 사람을 상처 주면서 자기의 최선의 이익을 가지는 사람이 되서는 안된다는 사실을 명심해야 한다. 우리는 대인 관계에서 상호 이익이 되도록 노력한다. 상호 이익이 되는 상황이란 모든 사람이 이익이 되는 상황을 의미한다. 거기에는 패배자는 없다. 건강한 삶 그리고 선(善)을 향해 노력하는 사람들은, 다음과 같은 원칙이 세상에 존재한다는 것을 깨닫게 될 것이다.

- 건강을 어떻게 유지하는지를 결정짓는 신체적 법칙
- 마음을 적절하게 사용할 수 있는지를 결정짓는 심리적 법칙
- 효과적인 대인 관계를 결정짓는 사회적 법칙
- 위대한 힘과의 원활한 관계를 결정짓는 영적인 법칙

도덕적 행동은 이러한 법칙들과 합치되는 행동이다.

나는 종종 4단계를 다음과 같이 의역한다. "나는 나의 현재의

강점과 약점들을 평가할 것이다. 이를 통해 나는 나의 강점을 강화하고 약점은 극복할 수 있다." 강점이란 우리의 삶을 더 충만한 상태로 지속시켜 주는 힘이며, <u>**약점**</u>이란 결국에는 우리를 약하게 만들고 병들고 사망에 이르게 하는 그런 것이다.

제4단계의 내용을 작성해 보는 것은 중요한 의미가 있다. 우리의 모든 강점과 약점을 작성해 내려가는 것은, 우리가 누구이고 우리가 우리 삶을 어떻게 행해 왔는지 더 잘 이해하게 될 수 있는지 직면할 수 있는 소중한 경험이 될 것이다.

제5단계 : 우리의 잘못에 대한 정확한 본질을 신과 자신에게, 그리고 다른 어떤 사람에게 시인했다

이 단계는 필수적이다. 우리는 우리 자신에게 우리의 강점과 약점을 정신을 알아차리고 인정해야만 한다. 우리는 위대한 힘 앞에서 자신의 불완전함에 대해 명확히 인정해야만 한다. 우리는 또한 우리 잘못에 대한 정확한 본질을 적어도 한 명 이상의 다른 누군가와 공유해야만 한다. '우리 잘못에 대한 정확한 본질'이라는 구절에 주의할 필요가 있다. 제5단계는 우리가 행한 잘못들에 대해 지저분하고 시시콜콜한 내용에 대해 말을 해야만 한다는 요구를 우리에게 하고 있는 것이 아니다. 이 단계에서 중요한 것은 우리가 우리의 삶을 파괴하는 행동들에 바탕이 되고 있는 일반적 원칙을 이해하는 것이다.

5번째 단계는 그 의미를 살려 다음 문장으로 고쳐 써 볼 수 있다. "나는 나 자신의 평가를 적어도 한 명 이상의 다른 사람과 토론하고 그 사람들의 반응을 경청할 것이다."

제6단계 : 신께서 이러한 모든 성격상 결점을 제거해 주시도록 완전히 준비했다

제6단계는 우리가 이해하기에 가장 어려운 것 중의 하나이다. 회복자 출신인 Martin 신부님과의 오랜 시간에 걸친 대화를 한 이후에서야 제6단계를 제대로 이해할 수 있었다. Martin 신부님은, 신은 우리에게 용기와 힘, 희망과 같이 문제를 해결할 수 있는 도구를 우리에게 선물로 주시고, 그리고 우리가 의지할 수 있는 존재라고 설명해 주었다. 우리는 행동을 취해야만 한다.

신의 섭리는 자연스러운 방식을 통해 이루어진다. 신께서, 의문을 품을 수 있는 인간의 마음을 창조했을 때는, 그것을 사용하지 말라고 명령하지 않았다. 또한 신이 인과응보의 법칙에 근거하여 우주를 만들었을 때, 신은 우리에게 우리의 행동의 결과를 무시하라고 명령한 적도 없었다.

제6단계는 우리에게, 자신의 성격적 결함 및 그에 따른 결과를 있는 그대로 받아들일 것을 주문한다. 우리의 성격적 결함이 무엇인가와 어떻게 그것들이 우리에게 피해를 주었는지를 명확히 알게 됨으로 인해 우리는 비로소 변화를 시작할 수 있다.

이것은 반드시 기억하도록 하자. 모든 성격적 결함은 양면성이 있다. 그것은 동전과 같이 앞면과 뒷면을 가지고 있다. 뒷면은 성격적 결함이 만들어낸 모든 고통과 단점들로 이루어져 있다. 그와는 반대로, 앞면은 성격적 결함으로 인해 발생하는 쾌감과 즐거움으로 구성되어져 있다.

심리학적 용어로 앞면을 ***이차적 이득**(secondary gain)* 이라 부른다. 모든 심리적 문제는 고통을 일으킨다. 그러나 또한 종종 이익처럼 보이는 이차적 이득을 발생한다. 예를 들면, 허풍이 많은 사람의 경우 다른 사람들이 멀리할 수 있으며, 심한 외로움을 느끼게 될 수 있다. 그러나 동시에 그들은 자신이 다른 사람들보다 힘 있고 우월하다고 느끼기도 한다. 이러한 허풍이 많은 성격결함을 극복하기 위해서는 다음의 4가지 항목을 실행해 볼 수 있다. (1) 명확하게 자신의 성격 결함 인정하기, (2) 자신의 성격 결함이 만들어내는 이익과 불이익 모두를 인식하기, (3) 이익보다 불이익을 더 심각하게 생각하기, (4) 불이익을 경험하지 않으면서 이익을 얻는 긍정적 방법을 찾기 등이 그것이다.

Ed는 무척 잘난 척하는 술주정뱅이였다. 그는 세상이 자기 손바닥 안에 있다고 믿었다. 그는 술집에서 그의 주변으로 몰려든 사람들을 향해 떠벌이는 것을 무척이나 좋아했다. 그가 단주를 시작했음에도 불구하고, 잘난 척하는 그의 버릇은 없어지지 않았다. 그는 여전히 떠벌이고 자신을 과대 포장하며, 다른 사람들과 논쟁하고 그들을 무시했다.

제5단계와 제6단계를 거쳐 가면서, Ed는 지금까지 벌어져 왔던 일들을 인식하기 시작했고, 앞으로 펼쳐질 일들에 대해서도 걱정하기 시작했으며, 변화를 위해 마음을 고쳐먹었다. 처음에는 그는 그의 잘난 척하는 행동을 그만하려는 노력이 전부였다. "만일 내 허풍과 잘난 척하는 행동이 내 자신과 나의 회복을 방해한다면, 이제는 그런 행동을 그만하겠어."라고 그는 말했다. 그러나 그에게 지금까지의 행동을 대체할만한 현명한 대안은 없었다. 그는 여전히 외로웠고 대화를 독점하려는 욕구와 타인과의 분쟁은 지속되었다. 그의 후원자는 잘난 척하는 그의 태도에도 긍정적인 측면이 있었다는 것을 알려주었다. 그는 상황을 적극적으로 주도하고, 사람들을 돕는 것을 즐겼으며, 그로 인해 타인에게 인정받는 것을 좋아했다. 그의 후원자는, 모임에 새로 참여한 사람들을 어떻게 안내하고 이끌어 가는지에 대해 Ed에게 설명해 주었으며, 그 일을 해 보도록 권했다. 치료 시간에 Ed는 말하는 것과 듣는 것의 균형 있게 하는 법을 배웠다. 그는 사람들에게 무엇을 하라고 지시하는 것 대신에 어떻게 부탁하는지를 배웠다. 그는 다른 사람들에게 강압적으로 하는 대신에 어떻게 생각과 느낌을 공유하는지를 배웠다. 그는 결점의 부정적인 면을 버리고 긍정적인 부분은 유지했다.

나는 제6단계를 다음과 같이 고쳐 읽는다. "나는 나의 단점이 유발하는 매일 매일의 고통과 문제들에 집중함으로써, 이러한 약점들을 극복하기 위해 필요한 일을 기꺼이 할 것이다." 이 단계를 실천하기 위해서, 제4단계와 제5단계에 발견하게 된 자신의 성격적 약점이 또 다시 드러난다고 생각되어 질 때마다, 그 내용을 매일 일지에 기록할 것을 주문한다. 즉, 성격적 약점으로 인한 행동의 긍정적인 결과와 부정적인 결과 모두를 기록할 것을 권고하는 것이다.

제7단계 : 겸손하게 신께서 우리의 약점을 없애 주시기를 간청했다

또다시 이 단계가 나를 혼란스럽게 했었다. 나는 가끔 기적이 일어난다는 것은 알지만, 그것은 너무나도 드문 일이다. 매번 기적을 바랄 수는 없다. 나는 AA의 설립자들이 멤버들에게 둥글게 둘러앉아서 기적을 기다리라고 가르쳤으리라고는 생각하지 않는다.

Martin 신부님과의 대화를 통해 나는 신이 우리에게 용기, 힘, 희망, 그리고 우리의 성격적 결함들을 제거할 수단을 주었다는 것을 이해하게 되었다. 이제 우리는 실천에 옮겨야 하며 우리는 행동을 취해야만 한다. 신에게 단지 기도하는 것만으로는, 그리고 의자에 기대앉아서 아무것도 하지 않는다면, 이루어질 수 있는 것은 없다. 우리는 기도하고, 바라는 바를 구체화하고, 기꺼이 변화하려는 자세를 가지고, 기회가 주어지면 바로 행동으로 옮겨야 한다.

Martin 신부님이 강의 중에 다음과 같은 말을 한 적이 있다. "신은 언제나 기도에 응답한다, 그러나 신은 언제나 우리가 원하는 방식으로 응답하지는 않는다. 만약 우리가 의사가 되기를 원하고 기도한다면, 신은 '의대에 가라.'라고 대답할 것이다." 기도를 드리는 모든 사람들에게 이는 명확히 적용된다. 만일 우리가 비합리적인 행동을 극복하기를 원한다면, 신은 우리에게 "치료받으러 가라"고 말할 것이다. 만약 우리가 우리 배우자와의 문제를 극복하기를 원한다면, 신은 우리에게 "부부 상담을 받아라."로 답할 것이다. 만약 우리가 더 좋은 직업을 찾기를 원한다면 신은, "직업 훈련을 받고, 이력서를 쓰고, 그리고 직장을 찾아봐라."고 응답할 것이다.

제4단계부터 제7단계를 실행함으로, 우리는 내면의 변화를 시작한다. 마음 깊은 곳의 아픔이 나아질 것이다.

제 5 장

회복 중기

삶의 균형

회복 중기에 우리는 중독에 의해 손상되었던 우리의 삶을 원래 모습으로 되돌리기 시작한다. 우리는 목표를 평가하고, 삶을 점검하고, 변화를 이끌어낸다. 이는 결코 쉬운 일이 아니며 완벽한 정직함을 요구한다. 그러나 회복의 노력을 지속해 나간다면 우리 삶에 새로운 의미와 목적, 그리고 행복을 가져올 수 있다.

당신이 트럭에 치였을 경우, 구급대는 붕대를 감아 출혈을 멈추게 하고, 보다 집중적인 치료를 위해 병원으로 당신을 이송할 것이다. 알코올 중독으로부터의 회복 과정도 이와 비슷하다. 과도기에 우리는 중독이라는 트럭에 치였었지만, 안정기에는 지혈이 이루어졌고, 회복 초기에는 중대하고 장기간에 걸친 변화가 이루어질 때까지 우리의 삶을 안전한 테두리 안에 보호해 두어야 한다. 이러한 장기간에 걸친 변화라는 것이 바로 회복 중기이다.

회복 초기가 마무리될 때까지 우리는, 12단계 모임에 정기적으로 참석하고, 치료도 받아야 한다. 이 기간 동안 우리는, 자신의 문제에 마치 반창고를 붙여 놓은 것과 같이 이 시간을 보내야 한다. 우리는 해고당하지 않기 위해, 이혼하지 않기 위해, 감옥에 가지 않기 위해, 파산하지 않기 위해 노력해 왔다. 우리의 관심은 오직 한 가지 –오늘 하루 술을 마시지 않고, 취하지 않은 상태로 지내는데 필요한 기술을 배우는 것–에만 집중해 왔다. 우리는 지금 하루하루를 충실히 살기 위해 노력하고 있지만, 아직은 균형감을 유지하고 높은 만족도의 생활 방식에 도달한 것은 아니다. 우리의 삶은 중독되었던 때보다는 나아졌지만, 여전히 해야 할 일이 많다.

슬럼프 극복하기

단주 후 6~18개월의 삶을 보면 해야 할 많은 일들이 남아 있다는 것을 알고 낙담할 수 있다. 회복 초기 동안, 우리는 우리의 중독적 사고, 파괴적인 감정, 자기 패배적 행동을 변화시키기 위해 열심히 노력했다. 그 이후 시작되는 슬럼프는, 지금까지의 내적 변화가 회복 과정의 끝이 아니며 근본적인 삶의 방식을 변화시키는 시작이라는 것을 이해하는 과정이다.

많은 회복 중인 사람들은 발전적인 성장이 멈춰버린 것에 대해 실망하게 된다. 그들은 12단계의 모임에 참석하고, 첫 세 단계에 집중하지만, 아직 그들은 대인관계나 생활양식의 실제 변화가 시작되지는 못했다. 12단계 프로그램 참여가 의미 있고 생산적인 삶을 이루어 나가는데 도움이 되고 있지는 못하며, 자신의의 불행을 한탄하기 위한 방편일 뿐이다. 이는 사회생활에 있어서까지도 마찬가지

이다.

회복 초기 동안, 곁에 있는 우리 친구의 대부분은 회복 중인 사람들이며 이 프로그램의 중요성을 공유하고 있다. 우리는 12단계 프로그램에 적극적이지 않은 "방관적인 중독자"들을 불편하게 느낀다. 거기에는 분명한 이유가 있다. 회복 초기에 우리는 우리의 생명을 구원하기 위해 모임에 가는 것이지, 인맥을 쌓기 위해 가는 것은 아니다. 온전한 삶을 위해서는 우리는 프로그램과 함께 살고 호흡해야 한다. 우리 친구들 대부분은 현재까지도 중독된 상태를 벗어나 있지 못하고 있으며, 우리는 온전한 생활을 유지하기 위해서는 그들과 거리를 두어야 한다. 중독자가 아닌 다른 대부분의 사람들은 우리가 겪어 나가야 할 회복의 과정을 이해하지 못하며, 때로는 많은 경우 그들도 공동 의존(중독된 사람과 함께 생활하게 되면서 그들 자신의 삶도 더 이상 주체할 수 없게 되어 버린 경우)을 지니고 있지만 그들 자신에게도 치료가 필요하다는 사실을 알지 못한다. 프로그램은 중독된 세상에 홀로 떠 있는 온전한 정신의 섬이며, 우리는 거기서 많은 시간을 보내고 있는 것이다. 우리가 회복 중기에 접어들면서, 우리는 삶의 다른 영역으로 이러한 온전한 정신의 섬이 확장되어야 한다는 것을 인식하게 된다. AA에서 이것을 "일상의 모든 영역" 원칙을 실천하는 것이라고 설명한다.

회복 중기에 우리는 다음과 같은 질문에 직면하게 된다. 우리 삶의 방식을 회복 원리를 이용하여 재건하려고 하고 있는가, 아니면 진정한 변화는 피하고 있는 것은 아닌가? 이 시점에서 어떤 사람들은, 다른 사람들이 성장함에도 불구하고, 그 상태에 갇혀있게 된다. 회복 과정이 멈추는 것이다. "나 술 안 마시고 있잖아. 모임에는 나갈 거야. 그렇게 해야 한다는 건 알아."라며 자신을 합리화한다. 앞으로 나아갈 용기가 있는 사람들은 기꺼이 현실을 직면한다. 그들은 균형 잡힌 삶의 방식을 발전시키고 단주의 의미와 목적을 찾기 위해 기꺼이 대가를 지불할 것이다.

이러한 슬럼프를 과소평가해서는 안 된다. 우리 대부분은 그 시기에 우울해진다. 스스로 나약하고 희망이 없다고 느끼기도 한다. 재발의 위험성이 증가하는 것이다. 우리는 다음과 같은 질문을 하게 된다, '무엇을 위한 온전한 삶인가? 난 왜 계속 온전한 삶을 추구해야 하는가?'

John은 보험 세일즈맨이다. 그는 3일 동안 술을 마시기 위해서는 이틀간의 보험 판매 업무로도 충분했었고, 그런 생활이 좋다고 여겨왔다. 단주를 시작했을 때, 그는 보험설계사로서 행복하지 않았었다는 것을 알게 되었다. 그는 홀로 술을 마시느라 가족과 떨어져 보내 버린 시간들을 아쉬워했다. 15년의 세월이 지나 버렸으며, 그의 연봉은 약 65,000불 정도였고, 보험외판 이외에 다른 직업을 생각해 본 적이 없었다. 하지만 회복 중기에 접어들자 그는 단주를 위해 더 적합한 일을 찾아야 한다는 것을 깨달았다.

John은 직업을 바꾸려는 생각이 큰 부담으로 다가왔다. 모임에서 자신의 문제가 무엇인지 그리고 변화를 위해 어떤 계획이 필요한지에 대해서는 말하지 않고 대신 불안감이나 불행하다고 느끼는 자신의 부정적인 감정을 환기시키는 목적에서 모임에 계속 나오고 있었다. 그는 자신의 삶을 재건하는데 회복 원리를 적용하는 대신 자신이 현 상태에 머무를 수밖에 없다는 것을 정당화하기 위해 모임에 참석하고 있었다.

Abby는 단주 2년째이다. 그녀는 결혼하면서부터 말할 수 없이 불행했었다. 그녀의 남편은 본래 착한 남자였지만, 자신감이 없었다. 그는 그녀를 위주로 모든 결정을 했고, 그녀를 행복하게 하기 위해서라면 어떠한 것이라도 할 것으로 보였다. 그러나 문제는 Abby가 그녀의 남편을 사랑하지 않는다는 것이었다. 둘 사이에는 아무런 열정도 없었고, 남편을 존중하지도 않았다.
내가 왜 남편과 결혼했을까? 그녀는 자신에게 질문을 반복했다. 질문에 대한 자신의 대답은 마음에 들지 않았다. 데이트를 할 때마다 그녀는 술을 많이 마셨다. 그녀는 결혼식 첫날밤에도 술을 많이 마셨고, 심지어 잠자리를 했었는지조차 기억하지 못했다. 그녀는 결혼 생활 내내 술을 마셨다. 그녀 남편의 큰 장점은 술을 마시는 그녀를 항상 지지해 준다는 사실이었다. Abby가 지금은 단주생활을 잘 하고 있기 때문에, 남편이 예전과 같이 챙겨야 할 것은 거의 없다.

2년간 단주생활을 하는 동안 Abby는 남편과의 결혼생활을 하면서 더 많은 것을 요구했다. 그녀의 남편은 뭘 어떻게 더 해야 할지 난감해했고, Abby는 필요한 것을 남편에게 요청하기가 두려웠다. 결혼을 유지하고는 있었지만 임시로 응급처치만 해두고 있는 형편이었다. 큰 위기는 없었지만, 여전히 그녀는 불행하다고 느끼고 공허해했다. 그녀는 무언가 새로운 시도가 필요하다는 것을 알았지만, 시도하기가 두려웠다.

부부 상담을 받는 대신, Abby는 그녀의 결혼에 대한 좌절과 실망을 이겨내기 위해 12단계 모임에 참석했다. 그녀는 결혼생활에서 행복감을 느끼지 못했지만 회복을 잘하고 있는 많은 여성 멤버들을 알게 되었고, 그들에게 도움을 청했다. 그들은 Abby에게 그녀 자신이 해야 하는 뭔가 특별한 것은 없다는 점을 강조했다. 그들은 "첫 째 할일을 먼저 하라"는 점을 강조하였다. 이들은 Abby에게 "'술 한 잔쯤은 아무 문제도 안 될 거야'라는 생각보다 더 심각한 문제는 없다."는 사실을 상기시켜 주었다. 그녀는 무리 없이 한 번에 한 가지 일만을 했다. 그녀는 결혼생활이 나아지지 않을 경우 그녀의 삶이 어떻게 될 것인지에 대해 생각하지 않으려고 애썼다. 그녀는 결혼생활에서 있어 '조급하지 말자'는 슬로건을 실천하려고 노력했다. 그녀는 이 슬로건을 "어떤 것도 한 번에 하지 마라"라는 의미로 이해했다.

Abby의 위기는 "만성적 침체의 위기"이다. 그녀는 그녀의 결혼 생활에 적극적으로 변화를 주거나 아니면 결혼 생활을 정리해야만 했지만, 생각만이 그녀를 짓누르고 있을 뿐이었다. 그녀는 회복 프로그램을 성장과 변화의 도구보다는 문제의 은신처로만 사용하고 있었다.

이러한 위기를 끝내려면 우리는, 과거의 피해를 복구하고 더 나은 삶을 만들 수 있다는 강한 믿음이 필요하다. 또한 우리는 변화는 희생을 감내할 가치가 있다는 것을 믿어야 한다. 이러한 믿음을 갖는 데는 지적인 이해보다 더 오랜 시간이 걸린다. 우리는 우리가 삶을 변화시키려면 어떤 유익이 있는지를 보여줄 수 있는 롤 모델을 찾아야 한다. 일단 균형 잡힌 삶이 가능하다고 믿어야만, 우리는 앞으로 나아가도록 선택하거나, 회복 초기의 안전지대에 들어설 수 있다. 이제 우리는 선택해야만 한다. 더 이상 희생자로만 남아 있어서는 안 된다.

손상된 삶의 영역 복구

회복 중기의 다음 단계는 질병으로 인해 입은 우리 삶의 손상된 부분을 복구하는 것이다. AA에서의 용어로, 이것은 "보상"이라고 부른다. 우리가 보상을 해야 하는 이유는 단순하다. 우리에게 중독이라는 질병이 발생하게 된 데에는 책임이 없을지는 몰라도, 중독을 빌미로 우리가 야기한 손상을 복구하는 것에 대해서는 책임을 져야 하기 때문이다.

간질이 있는 사람이 운전하는 중 발작이 일어나 사고를 일으켰다면 그 피해에 대해 책임이 있다. 심장마비 환자는 마땅히 병원비를 지불해야 한다. 자신의 질병으로 인한 폐해가 있다면 이것을 바로 잡아야만 책임감 있는 사람일 것이다.

회복 초기의 기본 초점은 내적 변화에 맞추고 있다. 삶의 다양한 문제들은 일단 반창고를 붙여 두어 응급처치를 해 둠으로써, 우리는 자신의 중독 문제와 연관되었던 생각, 감정, 행동을 변화시키는 것이 우리가 할일이다.

회복 중기에 들어서면 우리는, "근본 문제에 임시로 반창고만 붙여 놓는 것"만 가지고는 충분치 않다는 것을 알게 된다. 회복 중기에 우리의 목표는 문제를 인식하고 해결하는 것이다.

해결(RESOLVE)은 흥미로운 단어이다. 'RE'는 다시 한다는 것을 의미하고, 'SOLVE'는 해결책을 찾는 것을 의미한다. 우리가 어떤 것을 해결한다는 것은, 분명한 해결책을 찾는다는 것이다. 우리는 같은 고민을 반복하는 것에서 벗어날 수 있다. 우리는 같은 고민을 반복해서 해결할 필요가 없게 된다. 우리는 근본적인 핵심 문제들을 찾아내고, 이를 개선해야만 한다.

제8단계와 9단계의 도움

12단계에서는 우리에게 제8단계 및 제 9단계를 따름으로써, 우리가 가지고 있는 여러 문제들을 해결할 실마리를 찾을 수 있다는 점을 이야기한다.

제8단계 : 우리가 피해를 준 모든 사람의 목록을 만들고, 그들에게 기꺼이 보상할 용의를 갖게 되었다

이 단계에서는 명백하게 현실 세계에서 지금껏 우리가 만든 폐해들을 해결하기 위한 준비를 할 것을 지시한다.

제9단계 : 어느 누구에게도 해가 되지 않는 한, 할 수 있는 데까지 어디서나 그들에게 직접 보상했다

제9단계에서의 임무는 분명하다. 자기 파괴적인 삶의 방식을 계속 고수한다면, 만일 더 이상 술을 마시지 않고 (혹은 마약을 하지 않고), 주기적으로 단주 (혹은 단약) 모임에 참여하는 것만으로는 불충분하다는 것이다.

"보상"이란 무언가를 해결하는 것을 의미한다. 우리는 보상을 함으로써, 그동안 깨어졌던 관계를 회복하게 된다. 제 9 단계는 제 8 단계에서 세운 계획을 실천하는 단계이다. 우리는 실제로 우리가 상처 준 사람들에게 사과해야만 한다. 그러나 말로 하는 사과만으로는 부족하다. 만약 그들에게서 무언가를 도둑질한 것이라면, 우리는 그것을 돌려주어야 한다. 우리가 누군가 상처를 준 것이라면, 고통을 치유하기 위해 노력해야만 한다. 우리의 목표는 과거의 잔해를 없애면서 앞으로 나아갈 자유를 얻는 것이다. 우리는 기꺼이 보상을 해야 한다.

이것은 쉽지 않다. 회복의 과정 중에 너무 성급히 시도하다가 재발을 불러일으킬 정도의 스트레스를 받을 수도 있다. 우리는 이 과정에서의 스트레스를 감내해 낼 수 있도록 감정적이고 정신적인 측면에서 내면의 성숙을 도모해야만 한다.

제8단계를 수행하는 방법 중 하나는 종이에 우리 스스로의 알코올 중독에 의해 피해를 본 사람들의 명단을 작성하는 것이다. 종이에 수직으로 선을 그어 3개의 구획으로 나눈다. 첫 번째 열에는 내가 해를 끼친 사람들의 명단을 작성하고, 두 번째 열에는 우리가 그들에게 무슨 피해를 주었는지 기록하며, 세 번째 열에는 우리가 잘못을 뉘우치고 해야 할 일들을 기록한다. 예를 들면 다음의 표를 그려보는 것이다.

내가 중독으로 인해 해를 끼친 사람들

내가 해를 끼친 사람들의 명단	내가 그들에게 미친 폐해의 내용	내가 해야 할 보상 내용

할 수 있는 한 정직하고 완벽하게 페이지를 채우고, 그것을 후원자에게 보여주도록 하자. 경우에 따라서는 12단계 모임 또는 다른 치료 그룹의 미팅에서 이 내용에 대해 논의할 수도 있다.

자신을 관리할 수 있는 회복 프로그램 시작

새로운 문제들을 인식하면서, 그 문제들을 해결하기 위해서는 회복프로그램의 내용적 측면에서의 어떤 변화가 분명히 필요하다. 우리의 회복 프로그램을 문제 해결을 위해 변화시킬 필요가 분명해졌다.

John(앞서 얘기한 보험 판매원)은 그가 직업을 바꿀 필요가 있다는 것을 깨달았다. 그는 새로운 직업에 대해 훈련을 받고 실제 취업을 하기 위해 그의 회복프로그램에 변화를 주어야 했다. 매주 다섯 번의 단주 모임에 참석하는 대신, 그는 모임에는 네 번만 참석하고 한 번의 진로상담을 받기로 했다.

Abby는 그의 남편에 대한 보상을 했지만 그것은 아주 작은 변화였다. 여전히 그녀는 남편과의 친밀감은 낮은 상태였으며 불만족스러웠다. Abby와 그녀의 남편은 부부 상담을 받기로 결정했다. Abby는 일주일에 4번 중 3번 단주 모임에 참석했으며, 한 번의 모임은 부부 상담 및 남편과의 개인적인 시간에 썼다.

우리가 균형 잡힌 삶의 방식을 원할 경우, 우리는 그것을 얻기 위해 기꺼이 노력해야 한다. 종종 이것은 교육과 치료의 다른 형태를 포함하는 방향으로 회복 프로그램을 수정해야 한다는 의미일 수 있다.

삶의 균형 도모하기

회복 초기에 대부분의 사람들은 다양한 삶의 방식보다는 틀에 짜인 엄격한 삶을 살게 된다. 이것은 일차원적인 삶이라고 할 수 있다. 우리가 살아가는 방식에 균형감을 찾으려 시도함으로써, 우리는 한 가지만이 아닌 그 이상 여러 분야에서 좋은 일이 있을 수 있다. 우리는 의미 있고 생산적인 직업을 가질 수도 있고, 사랑하는 관계에 만족감을 느낄 수도 있으며, 가족구성원과도 좋은 관계를 맺을 수도 있다. 우리는 견고한 12단계의 회복 프로그램을 통해 후원자나 많은 친구들을 얻을 수 있지만, 프로그램 밖의 세상에도 친구나 소중한 관계들은 있는 것이다.

건강한 생활은 삶의 신체적, 심리적, 사회적, 영적 측면의 균형을 필요로 한다. 이제 이들 각각을 살펴보자.

회복에서 있어 육체적 건강

육체적인 건강을 얻는 것은 회복 중기에 중요한 부분이다. 단주를 통해 신체적 건강은 향상된다. 불행하게도, 많은 회복자들은 단주 (혹은 단약)으로 인한 장점을 상쇄시킬만큼의 위험스러운 다른 습관에 빠지기 쉽다. 이러한 위험한 습관에는 잘못된 식단, 담배와 카페인의 과다복용, 부적절한 운동이 포함된다. 지금부터 각 분야에 대해 상세히 검토해 보자.

잘못된 식습관

단주 중에 있는 많은 회복자들이 일반 사람들보다 케이크나 사탕, 아이스크림과 같은 인스턴트 식품을 흔히 더 많이 먹는다. 경우에 따라서는 식이장애가 있으며 그 이유로 나쁜 식습관을 가지기도 한다. 적절한 영양 섭취는 건강 유지에는 필수적이다. 적절한 영양 섭취라는 세 끼의 균형 잡힌 식사와 더불어 하루 한두 번의 간식을 의미하며, 가능하다면 필요한 비타민 등의 건강보조식품 섭취를 포함할 수도 있다. 건강한 식단을 유지하기 어렵고 몸에 해로운 자기 파괴적인 식습관을 가지고 있다면, 혹시 식이장애가 있는 것은 아닌가 확인할 필요가 있으며 경우에 따라서는 별도의 치료가 동반되어야 할 수도 있다. 식이장애자를 위한 자조 모임(Overeaters Anonymous)가 필요할 수도 있을 것이다.

니코틴과 카페인

흡연이 건강에 해롭다는 것은 익히 알려져 있다. '가식적으로 사는데 지쳤다(I Got Tired of Pretending)'의 저자 Bob Earll은 자신의 책에서 자신이 겪었던 니코틴 중독의 심각성에 대해 언급했다. 자살 예방 기관에 일하고 있을 때, 그는 흡연자였다. 그의 동료는 "밥, 담배는 느리게 자살하는 방법이야. 담배를 피우는 것은 장전된 권총을 당신의 입에 밀어 넣는 것과 같은 거야. 담배 연기를 빨아들일 때마다 뇌를 향해 총을 쏘는 것과 같아."

Bob은 그 말에 갈등했다. 그는 불안감을 극복한다는 핑계로 담배를 피워댔던 자신의 행동을 후회했다. 이렇게 해서 금연을 시작했고 결국 그는 담배를 끊었다.

담배를 끊는 것은 금주나 약물복용 중단만큼 아니 어쩌면 더 어렵다. 니코틴 또한 습관성 약물이며, 우리가 가지고 있는 '주된 중독 (술이나 마약)' 못지않게 별도의 치료나 회복 프로그램이 필요할 수도 있다. 우리 자신이 중독자임을 받아들이고 있다면, 여타 습관성 물질에 대해서도 무기력할 수 있다는 것 또한 이해할 수 있을 것이다.

많은 회복자들은 회복의 과정 중에 카페인 섭취가 급진적으로 증가한다. 어떤 사람들은 하루에 15잔 이상의 커피를 마신다. "뭐가 어때서요? 카페인은 전혀 해롭지 않은데?"라고 반문할 수 있다. 하지만 실은 그렇지 않다. 하루에 카페인 커피 15잔 또는 그에 동등한 용량의 카페인이 포함된 콜라와 같은 음료들은 불안, 수면 장애, 초조 등의 증상을 일으킬 수 있다. 이러한 증상은 회복의 질을 낮추고 재발의 위험까지 증가시킬 수 있다.

많은 회복자들은 카페인이 중추신경 흥분제라는 것을 잊고 있다. 카페인 또한 다량 복용할 경우 암페타민과, 코카인 중독과 유사한 증상이 발생한다. 카페인은 중독성이 있다. 초기에는 기분을 전환하는데 어느 정도 효과가 있다. 그러나 카페인 섭취가 만성화 됨에 따라 원하는 효과를 얻는 데는 시간이 더 많이 걸리게 된다. 만일 카페인 섭취를 줄이게 되면, 두통, 피로, 무기력 등 금단 증상으로 고생할 수도 있다. 이러한 증상들은 카페인을 다시 섭취하면

완화되는 듯 보이지만, 결국은 내성이 심해지는 악순환이 몇 해 동안 지속될 수 있다. 마침내 내성이 감소한 후에 다시 과량의 카페인을 복용하는 경우 사람들은, 불안, 편집증, 무기력 등과 같은 급성 카페인 중독 증상을 경험하게 된다. 또한 수전증이나 불면증 또는 악몽을 경험할 수 있다. 심한 경우에는 스트레스로 인해 신체적 질병이 발생할 수 있다.

니코틴만큼 파괴적이지는 않지만, 카페인도 회복의 질을 낮추고 재발의 위험을 증가시킬 수 있다. 이러한 현상은 코카인이나 암페타민 같은 중추신경 흥분제 중독에서 회복되는 사람들에게는 보다 분명한 사실이다. 이러한 마약 중독자들이 카페인을 과다 복용하는 것은 다시 코카인이나 암페타민 혹은 이와 유사한 다른 중추신경 흥분제 물질에 대한 갈망을 초래할 수 있다.

부적절한 운동

회복 중인 많은 알코올 중독자들은 운동을 지나치게 많이 하거나 혹은 부족하거나 아니면 전혀 하지 않는 등의 문제가 있다. 알코올 중독의 치료 과정에서 (식이장애 등과 연관된) 부적절한 식습관은 비만을 유발하거나 혹은 너무 살을 빼서 스스로가 허약하다고 느껴지게끔 만들고, 문제를 악화시킨다. 결국에는 다른 신체 질병에 걸릴 위험이 증가한다.

한편, 일부 회복자들은 전혀 운동을 하지 않아 육체적인 건강이 위협받는다. 반면에 또 일부 회복자들은 강박적으로 운동을 한다. 그들은 건강에 긍정적인 효과를 위해 운동하는 것이 아니라, 정확하게 말하자면 격렬한 활동 이후에 동반되는 일종의 "황홀감"에 도취되기 위해 운동을 하는 것이다.

그러한 대표적인 예가 강박적인 달리기이다. '달리기'라는 아주 일반적인 건강한 활동이, 좀 더 먼 거리를 달리기 위해 대부분의 여가 시간을 할애하게 되면서 극단적으로 진행되기도 한다. 아마도 매일 몇 시간씩 항상 강박적인 달리기를 하는 사람은 만일 상황이 여의치 않아 달리기를 못 하게 되는 날이면, 심한 불편감을 느끼거나 금단 증상을 호소할 것이다. 강박적인 달리기의 소모적 영향으로 인해 우리는 삶의 균형을 잃게 될 수 있으며, 회복에 필요한 중요한 부분을 간과하거나 무시하게 될 수도 있다.

운동은 건강에 필수적이지만, 우리 회복자들은 모든 것을 과하게 하는 경향이 있다. 다시 말하면 이런 식이다. "만약 좋다고 느끼면, 내가 나가떨어질 때까지 계속 한다."

회복 중 심리적 건강

심리적으로 건강한 사람들은 건강한 방법으로 그들의 마음을 사용하는 습관을 가지고 있다. 그들은 명확하고 논리적이며 이성적으로 생각하는 방법을 배웠다. 그들은 어떻게 자신의 느낌과 감정을 관리할 수 있는지도 배웠다. 그들은 올바르게 판단하고 자신의 행동을 조절한다. 좀 더 자세히 알아보자!

논리적인 사고

사고가 규칙을 따를 때 논리적이 된다. 우리는 단순한 생각으로 시작해서 일관된 방법으로 생각들을 구축해 나간다. 하나의 생각은 논리적으로 다음 생각으로 이어진다. 우리의 사고를 확신하는 좋은 방법은 사고의 모순이 있는지 확인하기 위해 처음부터 끝까지 사고의 순서를 작성하는 것이다.

우리 주변에서 벌어지고 있는 일과 우리의 생각이 부합할 때 그 사고는 합리적이다.

> Mary는 온전한 삶을 실천하기 전까지는 자신이 명석한 두뇌의 소유자라고 생각했다. 치료 모임에서 그녀는 "나는 놀라운 발상을 생각해내는 재주가 있다고 스스로를 여겼었어요."라고 말했다. "하지만 문제는 아무도 내 생각을 이해해주지 않는다는 것이었죠. 나는 항상 내 자신이 어느 누구보다도 더 똑똑하다고 생각했었어요. 온전한 생활을 하고 있는 지금에 와서야 술과 마약이 내 정신을 완전히 흩트려 놓았었다는 것을 알았어요. 내가 제정신이 아니었기 때문에, 제정신을 가지고 있는 사람이라면, 말도 안 되는 내 주장을 도저히 이해할 수 없었을 거예요."

감정과 정서 관리

심리적으로 건강한 사람들은 그들이 느끼는 것을 알고 있다. 그들은 대개 그들의 감정을 단어에 담아 다른 사람들에게 말한다. 알코올 중독은 감정 왜곡 같은 의외의 파괴를 야기 시킬 수 있다. 때때로, 우리는 너무 과잉 반응을 한다. 경우에 따라서는 지나치게 무감각해지기도 한다. 회복에 있어 중요한 부분 중 하나는, 현 상황에서 우리가 느끼는 이 느낌이 상황에 적절한 것인지 판단하고, 또한 적절한 방식으로 다른 사람에게 전달하는 것을 배우는 것이다. 회복의 과정 동안에, 우리는 과잉반응이 아닌 상황에 적절한 감정을 느끼고 표현하는 방식을 새롭게 익혀야 한다.

> Allen은 한때 코카인 중독자였던 회복자이다. 그는 나름의 생각하는 방식이 있었고, 그게 옳다고 생각했었다. 그러나 온전한 삶을 살고자 하면서 자신의 생각이 틀렸다는 것을 깨달았다. 이에 대해 그는 "내 정서상태가 이렇게 뒤죽박죽이 되어 버렸다는 것이 도저히 믿겨지지가 않아요."라고 단약 모임에서 이야기하였다. "나는 아무 이유 없이 화가 날 때가 있어요. 때로는 사소한 것에도 과민반응을 해요. 뇌에서 모든 감각을 한 10배쯤 부풀려 반응하는 것 같아요. 제 삶을 안정시키려면, 뇌와 입 사이에 필터를 설치해서 반응을 좀 걸러내야 할 것 같아요."

현명한 판단력

판단은 우리가 하는 일의 결과로 무슨 일이 일어날 지를 예측하는 능력이다. 현명한 판단력 가진 사람은 무슨 일이 일어날지 알고 있다. (향후의 상황을 예견하고 있기 때문에) 특별히 놀라는 일도 별로 없으며, 놀라더라도 위기 상황으로 치닫는 일은 극히 드물다. 반면, 현명한 판단력을 지니고 있지 못한 사람들은, (향후 상황에 대해 미리 예견하지 못하기 때문에) 매번 발생하는 상황이 발생하면 당황하고, 그에 대한 해결책을 가지고 적절히 대응하지도 못한다. 그 결과 그들은 매번 위기에 봉착하게 된다.

예를 들어, John은 전기와 가스 요금 고지서를 받았지만, 요금을 지불하지 않았다. 그저 귀찮아서 미뤄두었다. 어느 날 그는 귀가해 보니 가스가 끊겨 아파트의 난방이 전혀 되지 않고 있었다. 그는 가스회사에 전화를 걸기 위해 전등 스위치를 올렸으나 전기도 들어오지 않았다. 심지어 전화도 끊겨 있었다. 그는 왜 이런 일이 발생했는지 이해할 수 없었다. 그는 가스나 전기 회사 및 전화 회사가 불공정하다며 격분했다.

Louise는 자신의 차에 배터리가 거의 방전되었다는 것을 알고 있었다. 그녀는 배터리를 교환해야 한다는 것은 알았지만 그것을 정비소에 가지는 않았다. 기온이 영하로 떨어진 어느 날, 결국 그녀의 차는 시동이 걸리지 않았다. 그녀는 이후 몇 주 동안이나 자신이 운이 나빴다고 불평했다.

어떤 누구도 완벽한 판단력을 가지고 있진 않다. 우리 인간은 간혹 실수를 할 수밖에 없다. 요점은 우리는 기꺼이 배우려고 노력함으로써 실수를 보완할 수 있다는 것이다. 더 나은 판단력은 지속적인 학습을 통해 가능해진다.

우리 자신의 행동을 통해 학습하기 위해서는, 자기 스스로가 무엇을 하고 있는지 그리고 그 결과로 무엇이 일어나는 지를 인식해야 한다. 우리는 행동의 결과에 대해 책임져야 한다. 판단력에 문제가 있는 사람들은 자신의 삶에서 자신이 야기한 결과에 대한 책임을 받아들이기 거부한다. 그들은 계획이 없다. 무슨 문제가 발생했을 때 그들은, 보다 긍정적인 결과를 낼 수 있는 다른 대안이 있는지 생각하는 대신에 누군가를 비난한다. '학습'이라는 것이 일어나지 않는다. 그들은 반복되는 위기 속에서, 매번 희생자로 남을 뿐이다.

Mark는 단주를 시작했지만, 매사에 적대적이었다. 세상은 그에 맞섰고, 그도 그러한 자신의 태도를 알고 있었다. 그의 머릿속에는 "내가 하는 일은 잘 된 적이 없다"는 생각이 지배하고 있었다. 그는 삶의 위기가 있을 때마다 다른 사람을 비난했다. 그러나 결국 그는 자신의 판단력에 문제가 있어 문제들이 발생한다는 사실을 깨달았다. 그는 이런 식으로 : "나는 업무에 있어서 발생하는 모든 문제들이 상사 때문이라고 생각했었습니다. 내가 알코올 중독자였다는 사실 때문에 상사가 나를 싫어하는 것이라고 확신했었죠. 그런데, 회사에서의 내 문제들에 대해 후원자 및 치료자와 이야기하면서 다른 관점에서 문제를 바라보게 되었습니다. 내가 문제를 일으킨

것이라는 식으로 말이죠. 내가 술은 끊은 상태였지만, 여전히 판단력은 흐렸던 거예요. 어떠한 모습으로 변해야 하는지를 배워야 했던 거죠. 내 자신의 판단력 문제를 제대로 보게 되면서 변화가 시작되었던 거예요. 요새는 많이 좋아졌습니다."

자신의 충동적 행동 통제

우리는 우리의 행동을 통제할 수 있을 때 자기-파괴적인 충동에 저항할 수 있고, 비록 내키지는 않더라도 최선의 이익을 위해 행동할 수 있다. 우리는 완벽한 존재는 아니기 때문에, 때로는 유혹에 넘어가서 최선의 결과를 얻지 못하게 행동하지만, 우리 삶에서 진정으로 중대한 부분에서 이런 실수는 거의 일어나지 않는다.

어떤 사람들은 우리가 자신의 행동을 제어해야 한다는 생각에 의문을 제기한다. "우리는 스스로 모든 것에 무력하다고 시인하지 않았나요? 모든 것을 그저 위대한 힘에게 맡겨야 하는 것 아닌가요?"라는 질문을 받은 적이 있다. 나는 그렇게 생각하지 않는다. 나는 우리에게 제어할 수 있는 부분과 제어할 수 없는 부분을 구분해야 한다고 생각한다. 이것이 평온함을 청하는 기도문의 본질이다. "하느님! 어쩔 수 없는 것을 받아들이는 평온함을 주시고, 어쩔 수 있는 것은 바꾸는 용기를 주시고, 그리고 이를 구별하는 지혜도 주소서." 우리가 모든 것에 전적으로 무력하다면, 평온함을 청하는 기도는 다음과 같이 수정되어야 할 것이다. "하나님! 무조건 나에게 일어나는 모든 일을 받아들이는 평온함을 주소서."

12단계의 본질과도 같은 '서두르지 마라, 그러나 꼭 실천해라', '발상을 전환하라, 하지만 발품을 팔아 노력하라', 그리고 '수확을 위해 기도하라, 그러나 기꺼이 괭이를 들어라.' 등의 슬로건은 12단계의 본질이 바로 행동조절에 있음을 보여주고 있다 생각된다. 우리 삶에 있어서 진정으로 어쩔 수 없는 상황이라면, 이는 위대한 힘에게 돌리고 그가 돌보아 주시기를 기다리는 것이 적절할 것이다. 우리가 이 우주의 수호자는 아니다. 이 세상의 모든 일들이 잘 돌아가는데 대한 책임을 우리가 질 필요는 없다.

그러나 우리는 변화를 이끌어내기 위해 우리에게는 어떠한 힘이 있는지 찾아내어야 하고, 이를 실천에 옮기기 위한 책임감을 기꺼이 떠안아야 한다. 바로 이것이 '발품을 팔아 노력하기'를 의미한다.

우리가 유년기 때부터 심리적 건강의 기반을 튼튼히 발달시켰다면, 회복 시에 우리의 심리적 강점을 재건하기가 더 쉬울 것이다. 만일 우리가 역기능가정에서 성장했다면, 우리가 중독되기 이전부터 있었던 문제들이 새삼 도드라질 것이며, 아마 회복하는데 어려움을 겪을 수도 있다. (우리는 이 부분에 대해 제 6 장 회복 후기 편에서보다 밀도 있게 다룰 것이다.)

다음과 같은 점을 반드시 염두에 두어야 한다. 마약 중독은 뇌의 이상을 일으키며, 뇌의 장애는 인격을 와해시킨다. 우리 대부분은 단주 (혹은 단약)을 빨리 시작할수록 심리적 건강 또한 조속히 돌아올 수 있을 것이다. 장기적인 뇌의 기능 이상 (만성금단)은

6~18개월의 회복 기간 동안 우리의 전반적인 기능이 온전하게 작동되는 것을 방해할 수도 있다. 뇌의 기능 저하 증상이 해결되기 시작하면서 우리는 중독 전의 성격 특성으로 돌아갈 수 있다. 즉, 우리는 우리가 중독되기 이전의 정신적인 건강과 동등한 수준으로 돌아가는 것이다. 12단계 프로그램은 우리의 성격적 결함을 확인하고 개선하는 것에 중점을 두고 있다. 성격적 결함들은 지속적인 심리적 문제로 설명될 수 있다. 이러한 문제들 중 일부는 중독 그 자체에 의해 야기되고, 일부는 우리가 중독되기 전부터 존재하고 있는 문제들이다.

우리의 성격적 문제나 결함은 회복의 질을 낮출 수 있고 재발을 초래할 수 있다. 우리의 성격적 결함들을 해결하기 위해 우리의 성격이 어떠한지 그리고 어떻게 작용하는지 이해해야 한다. 어떤 면에서 보면 성격은 우리의 생각, 느낌, 행동 그리고 다른 사람들과의 관계 등이 한데 어우러진 습관들의 복합체로 드러나게 된다. 또는 자동적인 사고, 감정 및 행동으로 나타날 수도 있다. 우리에게는 그저 일어날 뿐, 그 이유에 대해서는 고민할 필요가 없는 수백만 가지 반응들이 나타날 수 있다. 이들 중 일부는 우리에게 이로울 수도 있고 그렇지 않을 수도 있다. 만일 우리의 성격 중 일부가 자기패배적이거나 자기 파괴적인 습관의 성향들로 드러난다면, 이는 12단계 프로그램 중 제4단계부터 제7단계를 통해 인식하고 극복해 나갈 수 있다. 이들 단계에서 우리는, 나쁜 습관을 인식하고, 행동의 결과에 대한 책임을 지며, 위대한 힘과 다른 사람들을 통해 도움을 구하게 된다.

회복 중 사회적 건강

회복 중기의 목표는 가족 혹은 업무와 관련되어 친밀한 사람들 및 친구들과 어울려 생활하는 방법을 배우고, 누구나 겪는 일상생활고를 다루는 법을 익히는 것이다. 이러한 영역을 살펴보자.

가족 및 친밀한 지인들

건강하고 균형감 있게 가족이나 지인들과 친밀한 대인 관계를 맺고 있는 사람들은, 사랑하는 사람에게 터놓고 솔직하게 의사소통을 하는 사람들이다. 그들은 일차적 대인관계를 통해서 친밀감, 애정, 밀접함, 그리고 섹스에 대한 그들의 욕구를 충족하고 있다. 이들은 자신의 강점과 약점 모두를 포함한 자신의 모습을 다른 사람들에게 터놓을 것이다.

직업 및 경력

회복 중기에 사람들은, 자신의 직업을 평가하고, 중독으로 인한 손해를 만회하며, 생계를 유지하기 위해 의미 있고 만족스러운 방법에 대한 계획을 세울 것이다. 이에 대한 우리는 두 가지 질문을 제기한다.

- 나는 직장에서 함께 일하는 사람들과 긍정적인 관계를 가지고 있는가?

• 내 직업은 안전하고 만족스러운가?

만일 현재 직업이 없다면, 생활이 제대로 돌아가고 사회의 건강한 구성원으로써 의미를 갖기 위해서 구직을 먼저 고려해야 할 것이다.

만약 당신이 직업을 유지하고 있다면, 직업의 안정성 및 만족감을 증대시키기 위해서는 삶의 균형이 필요하다. 직업의 안정성이란 직업으로 인해 위험에 노출되지 않으며, 편안함을 느낀다는 것을 의미한다. 이는 자신의 능력을 바탕으로 책임감 있게 임무를 수행하는 것이며, 현 직장이 구조 조정 중에 있거나 해고의 위기에 있거나 곧 실직을 당할 처지에 있는 것은 아니라는 뜻이다.

직장에서 관계를 맺는 대상으로는 상사, 동료 및 부하 직원의 세 부류가 있다. 직장에서의 균형 잡힌 생활이란 우리가 이 사람들과 긍정적인 관계를 맺는 것을 의미한다. 이는 우리에 대한 감독권을 가지고 있는 상사들과 원만한 관계를 유지하는 것을 의미한다. 또한 우리의 동료나 부하 직원과도 동일하게 원만하게 지내는 것을 포함한다.

상사와 원만히 지내기 위해서 우리는 지시를 따르는 것을 새롭게 배워야 한다. 동료들과 사이좋게 지내기 위해서는 서로 협력하는 방법을 배워야 한다. 부하 직원과 잘 지내기 위해서는 상호 존중에 바탕을 두고 업무를 지시하는 방법을 익혀야 한다. 회복 후기에 가서 우리는, 모든 부류의 사람들과 효과적으로 어울려 업무를 수행할 수 있어야 한다.

직업에 대한 만족이란 우리가 자신의 일을 좋아한다는 것을 의미한다. 우리가 하고 있는 일을 즐긴다는 것은 우리 삶의 의미와 목적을 갖고 있다는 의미이다. 직업 만족도는 긍정적인 경력을 쌓는다는 측면에서 매우 중요하다. 만일 당신이 직업에 대해 흥미를 잃는다면, 얼마나 좋은 조건의 직장이든 혹은 얼마나 다른 사람과 원만한 관계를 잘 유지해왔건 간에 결과적으로는 지루함을 느끼고 지쳐갈 것이다.

우정

균형 잡힌 사회생활을 한다는 말은 우리는, 가족, 가까운 지인들, 편한 친구나 동료들과의 관계를 갖는다는 뜻이다. 타인을 중요하게 여기고, 여러 부류의 사람들과 긍정적인 관계형성이 가능하다는 것을 깨닫는다. 또한 우리는 혼자만의 시간을 가짐으로써 새로운 관심사나 활동을 개발하고 더 나은 자신을 알아 가게 될 것이다.

일상의 기복에 대한 대처

회복과정중에 일상적인 생활을 하면서 평범하게 경험할 수 있는 변화나 우여곡절을 다루기가 종종 어렵게 느껴진다면 아마 당신은 이미 언급한 이전단계의 회복과제를 제대로 완수하지 않았을 것이다. 우리 대부분은 우리 자신을 실제보다 과대평가한다. 우리는 쉽게 조급해지고 가능한 한 빠르게 앞으로 나아가고자 한다. 결과적으로 회복의 중요한 과제를 달성하지 않고 지나쳤다. AA에서, '두 단계 실천'이라고 불리는 이것은, 첫 단계를 거치고 바로 열두 번째 단계로 뛰는 것을 의미한다. 일상의 작은 변화가 버겁다면, 이전 단계의 과업으로 돌아가 그 과업이 제대로 완수되었었는지 다시 한 번 확인해야 한다.

술이나 마약 없이 살아가기

회복 중기의 가장 중요한 부분은 술이나 마약을 사용하지 않고 생활을 하는 것을 배우는 것이다. 회복 중기에 우리는, 회복의 과정이 문제가 전혀 없는 삶을 의미하는 것이 아님을 알게 된다. 안정적인 회복이란 우리가 자신의 문제를 관리 할 수 있고, 효과적인 방법으로 우리 삶을 변화시킬 수 있음을 의미한다.

12단계 프로그램 중 제10단계가 이에 해당한다.

제10단계 : 인격적인 검토를 계속하여 잘못이 있을때마다 즉시 시인했다.

제10단계를 실행하는 것은 우리가 직면한 문제점과 우리가 무엇을 해야 할지 알아야 한다는 것을 의미한다. 문제가 드러나는 즉시, 무언가 잘못되었다는 것을 인식하고, 원인을 찾아 정정하기 위한 행동을 취해야 한다. 우리는 술이나 마약을 사용하지 않고 문제를 해결하는 법을 새로이 배우고 있는 것이다.

회복자로써 우리는, 우리가 생각하는 것과 느끼는 것, 그리고 행동하는 것을 따로따로 분리시키는 방법을 배워야 한다. TFA(thinking 생각, feel 감정, act 행동의 앞 철자 모음)라는 글자로 기억하는 것이 도움이 될 수 있다. 우리는 논리적 추론를 통해 문제에 대해 생각하고, 우리의 감정을 확인 및 해결하며, 긍정적인 행동을 견지해 나가야 한다.

회복의 기술은 발달하는 것이다. 이는 이미 터득한 각 기술이 다음 단계의 기술을 습득할 수 있게 해줌을 의미한다. 우리가 이미 명확하고 합리적인 생각을 하는 방법을 배웠다면 우리 삶의 하루하루를 관리하는데 더욱 수월할 것이다. 우리가 무엇인가를 느낀다고 해서, 반드시 이를 행동으로 옮겨야 한다는 것을 의미하는 것은 아니라는 것을 알고 있다. 지성을 감정과 행동을 결정하는데 사용할 수 있다.

문제에 봉착했을 때 우리는, 해결책을 찾아가는 과정에 저해가 되는 분노, 수치심, 혹은 죄책감과 같은, 아직도 해결되지 않은 감정들을 가지고 있는 것은 아닌지 돌아보아야 한다. 무언가 특별한 감정이 확인되었다면, 해결을 위한 노력을 시작할 수 있으며, 문제에 대한 합리적인 해결책을 도모할 수 있다. 우리가 할 수 있는 최대한의 능력 안에서 최선의 대안을 선택하고, 행동이 필요하다면 행동을 취하면 되는 것이다. 우리는 혼자서 이것을 해결할 필요가 없다. 가까운 친구나 협심자처럼 주변의 사람들을 활용할 수 있다. 문제가 너무 어렵거나 익숙하지 않은 영역에서 벌어진다면, 전문가의 조언을 얻을 수도 있다. 이 전문가의 조언이란 상담가나 의사와 같은 치료자에 의해 이루어지는 것을 의미한다.

왜 우리는 행복을 찾을 수 없는가?

우리는 균형 잡힌 삶을 되찾는 기초 과정을 이수했다. 이 과정은 중독 문제가 아닌 다른 문제와 마주했을 때의 상황에 대해 이야기한다. 우리가 분명히 알아야 할 것은, 회복은 일련의 문제들을, 보다 우리가 조절할 수 있는 관리 가능한 문제들로 변화시켜 가는 과정을 의미한다. 많은 사람들이 자신의 삶에서 균형을 만들어 낼 수 있다고 쉽게 생각하지만, 유지하는 것은 만만한 일이 아니다. 그들은 자신을 실패자로 규정하고 스스로의 변화를 방해하는 경향이 있다. 예를 들어, 마음에 드는 사람과 관계를 맺기 시작했다가도 우리는 거의 의도적으로 그 관계를 망쳐버리곤 한다. 또 때로는 좋은 직장을 잡았지만, 자신이 그 업무를 잘 할 수 없을 것이라고 미리 단정해버리기도 한다. 우리는 책임감이 있는 듯 행동하지만, 실은 지겨워하고 있고, 불안해하며, 또한 두려움을 지니고 있다. 이제 막 손에 쥘 수 있을 것 같은, 이 행복한 삶을 받아들이는 것이 그리 쉽지 않다. 도대체 뭐 하고 있는 것인가? 지금 우리는 필요한 모든 것을 준비하며 노력하고 있는데도 불구하고, 왜 우리는 행복하고 생산적인 삶을 찾을 수 없는 것은 무슨 까닭인가?

그 답은 흔히 우리의 가족에서 찾을 수 있다. 많은 회복자들은 알코올 중독 또는 역기능적 부모 밑에서 성장했고, 그로 인해 어린 시절 생성된 문제들로부터 그들은 벗어나지 못하고 있다. 이것이 회복 후기라고 불리는 단계에서 일어난다. 회복 후기에서 우리는, 어린 시절부터 엉켜있는 문제들을 해결하여, 그로부터 자유로워질 수 있을 것이다.

제 6 장 회복 후기

삶의 깊이와 의미

지금까지 우리가 노력하면서 이루어 온 회복의 분명한 진전에도 불구하고 진정 행복을 느끼지 못하고 있다면 후기 회복 단계의 문제를 해결해 가야된다. 이 단계에서 우리는 *'회복자로써 온전한 생활을 사는데 있어 지금까지 한 것이 전부인가?'* 라는 의문을 갖게 될지 모른다.

이 시기 쯤에 회복 생활을 막 시작하던 예전보다는 분명 더 잘지내고 있는 것은 사실이다. 그러나 우리의 회복 생활이 아주 순탄하게 보일지라도 확실하게 단언할 수는 없지만 무언가 막연하고 불편한 느낌들이 있다는 사실도 부인할 수는 없다. 회복 생활에 아주 익숙해졌고 맑은 정신으로 회복 모임도 잘 다니고 있다. 후원자와의 관계도 좋고 12단계 프로그램도 잘 진행하고 있다. 그러나 여전히 뭔가 모르게 빠진 게 있는 듯한 느낌이 계속 따라다니는 것을 떨쳐버릴 수가 없다. 그래서 때로는 이런 느낌에 굴복되어 버리기도 한다. 그리고 회복 생활을 아주 잘 유지하다가도 우울감, 불안, 좌절감, 심지어 절망감 등을 겪는 시기에 빠져들기도 한다.

원가족 문제로부터 자유로워지기

회복 생활을 하면서도 행복감을 느끼지 못하는 많은 경우는 원가족(the family of origin)에 근본적인 이유가 있기 때문이다. 많은 중독자들은 물질 중독으로 인한 역기능적 가족 환경 속에서 성장하였는데 이런 과정 속에서 이들이 학습한 삶의 대처 방식은 자기 패배적 방식이었다. 이러한 삶의 대처 방식은 성인이 되어서도 아무 생각 없이 반복하게 되는 무의식적인 습관으로 전락해 버렸다. 이러한 자기 패배적 사고, 감정, 그리고 행동은 자신의 회복의 질을 떨어뜨리게 만들고 재발의 위험성을 배가시킬 수 있다. 이러한 회복 후기에서는 과거 유년기에 학습했던 습관들, 신념들, 그리고 계속 따라다니는 불길한 느낌들로부터 어떻게 자유로워질 수 있는지에 대해서 제대로 배워야 한다.

회복 후기 단계는 다소 혼돈스러울 수 있다. 그 이유는 이 단계를 이해하는 서로 다른 관점들이 많이 존재하기 때문이다. 회복 후기에서 경험하는 문제들을 일컫는 명칭들도 다양하다. 어떤 이들은 그 문제들을 '원가족 문제'라고 말하고, 성인아이(Adult children of alcoholics; ACoA) 모임에 익숙한 사람들은 '성인아이 문제'라고 말한다. 많은 사람들은 이러한 문제들을 하나로 묶어 '공동의존' 또는 제 2의 회복 단계, 'Stage II recovery'[5]이라고 명명하기도 한다. 또 어떤

5) Earnie Larsen는 그의 책 'Stage II Recovery: Life Beyond Addiction'에서 금주(abstinence)는 회복의 첫 단계(=제 1차 회복)이며 삶을 재구성하는 진정한 회복이 필요함을 강조하면서 이를 '제 2차 회복'라고 부른다. 역자는 'Stage I'을 '단주 유지 즉 증세치료'라고 한다면 'Stage II'는 '회복, 원인치료'라고 칭한다.

이들은 여전히 이들의 문제는 심리치료가 필요한 문제라고 주장하기도 한다. 이번 장에서는 이런 문제들을 회복 후기에서 겪는 문제들로서 원가족 문제로 다루어 보고자 한다.

이 시기의 문제들을 어떤 이름으로 명명하든 간에, 회복 후기에서 직면하는 문제는 대체로 원가족(family of origin)과 관련되어 있다. 우리의 의지와 상관없이 부모는 우리의 삶에 큰 영향력을 미친 것이 사실이다. 부모는 타인에 의해 가장 많이 영향을 받는 10세까지의 아동기 성장에 일종의 선생님으로써 가장 중요한 역할을 하였다. 부모가 어떻게 삶을 살아가는지, 부부 관계는 어떻게 하는지, 그리고 자녀를 어떻게 양육하는지를 직접 관찰하면서 우리는 삶을 어떻게 살아야 하는지 배웠다. 이러한 경험들을 통해 우리는 자기 자신, 타인, 그리고 세상에 대해 정직하다는 것이 무엇을 의미하는지 알게 되었다. 이것을 본인은 '내가 이해한 대로의 진실'이라고 부른다. 우리는 진실이라고 배웠던 것을 받아들였다. 왜냐하면 우리는 진실이라고 배운 그것과 달리 비교할 수 있는 것이 없었기 때문이다. 부모로부터 배웠던 그 진실들 중 일부는 확실하게 진리와 일치하는 것이 있었지만, 불행하게도 우리가 배웠던 모든 것들은 전부 진리와 일치하는 것은 아니었다.

어린 시절에 학습한 것 중에는 좋은 것과 나쁜 것이 혼재되어 있다. 우리가 진실한 것이라고 믿고 따랐던 것들 중에는, 세상에서 살아가는데 도움이 되는 것들도 있고 그렇지 않는 것들도 있다. 문제는 우리가 종종 그 사이에서 혼란스러워 한다는 것이다. 자신이

나 타인을 보는 우리의 근본적인 관점에는 잘못된 것이 없다고 여기며, 그 관점을 중심으로 우리는 살아간다. 그런데 어떤 어려움에 봉착하게 되면, 우리는 그 원인에 대해 제대로 파악하지 못하게 된다.

만일 우리가 역기능적인 가정에서 성장하였다면, 우리가 배운 많은 것들은 정확한 것이 아닐 것이다. '내가 이해한 대로의 진실'은 거짓으로 판명 나게 된다. 그 결과 우리는 우리가 어린 시절에 학습한 수많은 자기 패배적 습관들을 무의식적으로 반복하게 된다. 진실이라고 믿었던 거짓 진실들은, 우리의 회복에 걸림돌이 되어 재발의 위험을 가중시킨다. 이러한 습관들은 회복생활을 한다고 해서 단순히 제거되는 것은 아니다. 오히려 이러한 진실 같은 거짓을 변화시키는 노력을 적극적으로 해야 할 필요가 있다.

건강한 가족 분위기에서 성장한 사람들은 회복 후기를 극심한 고통을 겪지 않고 순조롭게 통과하게 된다. 그러나 역기능적 가족 분위기에서 양육을 받고 자랐다면 이 과정을 통과하는데 더 많은 어려움을 겪게 된다. 이들은 회복 생활을 도저히 유지할 수 없을 것 같아 보이게 할만큼의 심각한 문제들을 만나게 된다. 이러한 문제들을 해결하기 위해 우리는 원가족 문제를 다루어야 하며, 역기능 가족과 순기능 가족 속에서 각각 학습한 것들이 서로 어떻게 차이가 있는지 이해할 필요가 있다.

순기능 가족이 주는 교훈

만일 우리가 건강한 가족 분위기에서 성장하였다면, 우리의 부모는 자기 자신과 자신을 둘러싼 세상을 정직하게 대면해 보는 것이 위험한 일이 아니라는 것을 자신들의 본보기를 통해 직간접적으로 가르쳐주었을 것이다. 그래서 우리는 스스로가 기본적으로 괜찮은 사람임을 배우게 되고 그리고 우리가 대단하지도 않는데 마치 대단한 존재인척할 필요도 없다는 것 또한 부모로부터 배운다. 뿐만 아니라 우리는 현실 속에서 어떤 일들이 일어나고 있는지 정직하게 경험하고 표현하는 법을 배우게 된다. 문제가 전혀 없는 척할 필요도 없고 상황을 있는 그대로 보지 않고 너무 과장하여 문제로 인식할 필요도 없다.

순기능 가족에서는 사고와 감정의 유익함에 대해서도 역시 배움을 얻게 된다. 건강한 가족 환경에서 성장한 사람들은, 자신의 생각과 감정의 균형을 어떻게 잘 유지하는지 배우게 되며 이것들을 어떻게 적절하게 활용하는지도 학습하게 된다. 이들은 논리적이고 합리적이며 명확하게 사고하는 법(think clearly; 올바르게 생각하는 것)을 배운다. 뿐만 아니라 이들은 감정을 잘 인식하고 표현할 수 있으며 그 감정을 다른 사람과 적절하게 의사소통하는 방식을 체득하게 된다.

회복 중기에서 다룬 바와 같이, 명확하게 사고한다는 의미는 우리가 무엇을 생각하는지 알고 있다는 것이며 다른 사람에게 우리의 생각을 전달할 수 있다는 것이다. 논리적인 사고를 한다는 말의 뜻은 문제에 대해서 생각하고 그 문제를 해결하기 위해 일정한 규정들을 활용할 줄 안다는 말이다. 논리적으로 생각한다는 말은, 어떤 한 가지 생각이 다른 생각과 상반되지 않는다는 것을 의미한다. 논리적인 사고를 하는 사람들은 자신들의 생각이 전체적으로 서로 어우러져서 상충되지 않기 때문에 '함께 한다'는 느낌을 갖는다. 합리적으로 생각한다는 말은 내면의 생각이 외부의 현실과 부합한다는 말이다

만일 건강한 가족에서 성장했다면, 우리는 합리적인 사고를 하는 습관을 가지고 있을 것이다. 어린 시절에 이것을 체득했기 때문에, 이것은 제2의 천성이 된 것이다. 이해가 잘 안 되고 받아들이기가 어려운 것이 있다면, 그 이유가 무엇인지 확인해야 한다고 배웠다. 우리는 실제 현실에서 무슨 일이 일어나고 있는지에 대해 분명하게 이해하는 것이 가능한 것임을 배워서 익히 잘 알고 있다. 문제를 해결하기 위해서 우리 자신의 마음의 능력을 신뢰하는 법을 배우기도 했다.

건강한 가족에서는 자녀들에게 생각하는 습관을 가르친다.

- 명확하게 생각하기(어떤 상황에 처했을 때 무슨 생각을 하는지 정확하게 알아차리기)
- 논리적으로 생각하기(자신이 하는 생각들이 상호 모순이 되지 않도록 하기)
- 합리적으로 생각하기(자신의 생각이 외부의 현실과 어울리도록 하기)

순기능 가족에서는 자신들의 느낌과 감정들을 인식하고 표현하는 방법들을 가르친다. 이들은 좋은 느낌 나쁜 느낌이 따로 있지 않다고 배운다. 느낌은 그냥 느낌일 뿐이다. 어떤 느낌은 고통스럽지만 그런 느낌을 갖는다고 나쁜 사람이 되는 것은 아니다. 이들은 고통은 하나의 유용한 신호라고 인지한다. 그 이유는 중독 행위를 멈추고 맑은 정신에서 고통을 느낄 때는 어떤 문제가 있다는 것을 암시해 주기 때문이다. 신체적인 고통이든 감정적인 고통이든지 둘 다 어떤 문제가 진행되고 있음을 알려주는 신호이다. 인생을 살아가면서 즐거운 감정이든 불쾌한 감정이든 경험하게 되어 있다. 고통스러운 감정들은 변화될 필요가 있는 문제가 있음을 알려주는 것이며, 즐거운 감정은 하는 일이나 상황이 제대로 잘 돌아가고 있음을 알려주는 것이다.

순기능 가족에서 성장한 사람이라면 자기 자신에 대해 명확하게 생각할 수 있는 능력을 회복하게 되어 자신이 무엇을 느끼는지 알고, 그에 따라 필요한 행동을 취함으로 문제 해결을 해 나갈 수 있게 된다.

역기능 가족이 주는 교훈

역기능 가족 속에서는 혼돈과 무질서 및 내적 갈등을 초래하는 사고방식을 배운다. 이들은 현실에 기초하지 않는 생각들을 믿게 된다.

이들은 혼란스럽고 당황스러운 경험을 중요한 의미가 있는 것으로 학습했을 가능성이 크다. 많은 역기능 가족 출신의 사람들은, 무언가 일이 벌어지고 있다는 낌새가 확실하게 느껴진다면, 이는 끔찍한 일이 발생할 징조라고 여긴다. 이들은 명확하고 논리적이고 합리적으로 생각하는 법을 배운 적이 없다. 오히려 이들 대부분은 그 반대의 것을 배운 것이다. 이들은 오히려 불분명한 사고방식이 더 유익하다는 신념을 갖게 되었다. 이들은 서로 모순되는 생각이나 신념들을 갖고 사는 것을 자연스러운 것으로 받아들인다.

현실을 정확히 알려고 하지 마라

심지어 역기능 가족 출신의 일부 사람들은 진실은 정말 존재하지 않는다는 결론을 갖고 산다. 모든 것은 힘과 억지에 의해 좌우된다고 생각한다. 즉, 힘을 가진 사람의 주장이 진리라고 받아들인다. 부모 중의 한사람이 알코올 중독자인 가족을 예로 들어보자. 여기서는 가족 내에서 무슨 일이 벌어지고 있는지를 확실하게 알아보려고 하는 것은 위험한 일이 될 수 있다. 그 이유는 자녀들이 집안 사정이 어떻게 돌아가는지에 대해 이야기를 꺼내려 한다면 부모는 자녀들에게 화를 내고 신체적 또는 감정적인 상처를 입힐 것이기 때문이다. 그리고 이들 자녀들은 세상의 모든 일이 다 이러한 방식으로 돌아가는 것이라고 믿게 된다.

이들은 자신들의 사고방식이 외부 현실 세계와 조화를 꼭 이루어야 한다고 생각하지 않는다. 이들은 자신들이 원하는 대로 믿으면 그것이 곧 사실(실재, reality)이라고 생각한다. 만일 현실에서 벌어지고 있는 일들이 마음에 들지 않으면, 보고 들은 바를 무시하거나 왜곡시킴으로서 아무 일도 없었던 것으로 생각하면 된다고 믿는다.

역기능 가족에서 성장한 아이들은 자기 부모에게 현재 가족 내에서 생기는 문제들을 솔직하게 말을 꺼내면 종종 처벌을 받거나 학대를 당하기도 한다. 그 결과 이들에게 학습된 메시지는 '생각하지 말고 그냥 살아'이다.

역기능 가족에서는 어떤 느낌은 좋은 것이고, 또 어떤 느낌들은 나쁜 것이라고 배우게 된다. 이들은 어떤 일이 생겼을 때 자기 부모가 화를 내지 않았다는 경험은 좋은 느낌이라고 배운다. 그리고 나쁜 느낌이란, 부모도 그 느낌을 어떻게 다루어야 할지 몰라 했었기 때문에, 두려워하고 억압하도록 학습된다.

즐거운 느낌은 좋은 것이고, 고통스러운 느낌은 나쁘다

또 다른 역기능 가정에서는 즐거운 느낌은 좋고, 고통스러운 느낌은 나쁜 것이라고 배운다. 그 결과 그들은 즐거운 느낌만을 경험하고 싶어 한다. 이들은 고통스러운 경험을 하는 것은 자신들이 뭔가 잘못된 것을 하기 때문이라고 인식하게 되면서 '고통은 절대 금물이다'는 식의 생각을 갖게 된다. 그래서 이들은 신체적, 감정적 고통을 알아차리게 못하도록 차단하는 법을 배운다. 이들은 심리적인 상처를 입게 되면 죄책감과 수치감을 느끼고, 당혹감을 감추지 못한다. 이들은 누군가가 자신들이 마음의 상처를 입은 것을 알면 큰일 난다고 생각하기 때문에 다른 사람으로부터 상처를 받아도 아무 일 없는 척 숨기게 된다.

반대로 고통스러운 느낌은 좋고 즐거운 느낌은 나쁘다

또 어떤 가정에서는 고통스러운 느낌은 좋은 것이고, 즐거운 느낌은 나쁜 것이라고 배운다. 이들은 고통을 겪는 것을 하나의 고상한 일로 여기게 된다. 고통을 경험하는 사람만이 착한 사람이고 느긋하게 삶의 즐거움을 누리는 사람들은 악하다고 생각한다. 그 결과 즐거움을 차단해 버리고 삶의 역경과 고난에 더 초점을 맞춘다. 이들도 또한 자신들이 좋은 느낌을 갖게 되면 뭔가 끔찍한 일이 일어날 것이라고 여긴다.

또 어떤 이들은 모든 느낌은 나쁜 것이라고 생각한다. 착한 사람들은 감정을 느끼지 않는다고 생각하며, 오히려 이들은 스스로가 냉정하고 계산적이며 논리적이라고 생각한다. 그래서 모든 일에 어떤 감정을 경험하는 것은 나약함의 표시로 받아들인다. 이들 역시 느낌을 경험하게 되면 끔찍한 일이 발생할 것이라고 생각하는 것이다.

그동안 느낌을 무시하고 살아야 했던 이유

즐거운 느낌도 그리고 그 반대도 다 같이 느끼는 것은 현실적으로 자연스러운 일이다. 감정을 경험하는 것이 우리 인간이다. 사실은 감정을 느끼지 않으려고 애를 쓸수록 그 감정들은 더 강하게 다가온다. 이것이 바로 인간의 감정 체계가 작동하는 방식인 것이다. 이러한 현상은 우리 자체에 어떤 문제가 있어서 그런 것이라고 해석을 하거나 어떤 감정이라도 느끼면 큰일 난다는 식으로 받아들인다면, 우리로서는 자기 자신과 전쟁을 시작해야 하는 것과 같다. 이것은 인간 본성 중에서 느낌 영역을 부정하라고 강요를 받는 것과 같다. 그래서 우리는 지속적인 스트레스를 느끼게 되는 것이다.

우리가 역기능적 가족에서 성장했다면, 느낌을 갖는 것은 문제가 있고 위험한 것이라고 배웠을 것이다. 그래서 지금 시점에서 우리가 갖게 된 새로운 느낌으로 인해, 자신이 결함이 많고 존재가치가 없는 것처럼 느껴질 수도 있다. 그래서 결국 우리의 삶에서 느낌이 들어설 설 자리는 존재하지 않으며, 어떤 느낌이든지 모두 억압되어야 하고, 무시되어야 하며, 숨겨야 하는 것으로 되어 버렸다. 그래서 최종적인 결론은 "아무것도 느끼지 마"라는 것이다.

균형의 묘미

순기능 가정 출신의 사람들은 느낌과 사고의 균형을 잘 유지한다. 이들은 느끼고 생각하는 것을 자연스럽고 정상적인 것으로 받아들인다. 정상적인 사람들은 현실을 직시하면서 있는 그대로 느낌을 경험한다. 이들은 자신들의 느낌을 알아차리고 서로 소통하려고 할 때 새로운 생각들이 마음에 떠오르게 되는데, 이러한 순환이 계속해서 반복된다. 순기능 가정 출신의 사람들은 사고와 느낌 두 가지 모두를 소중히 여기고 존중하는 법을 배우게 된다. 질 높은 삶을 위해서는, 이러한 사고와 느낌을 활용할 수 있는 능력이 필요하다. 이들은 생각의 수준에서든 내면을 경험하는 느낌의 수준에서든 안정감과 편안함을 경험한다.

극단적인 치우침

역기능 가정 출신의 사람들은 느낌과 사고의 균형을 잘 맞추지 못한다. 생존하기 위해 안간힘을 쓰면서 이들은 사고의 기능이나 느낌의 기능 중 한 가지에 지나치게 동일시하면서 나머지 한 가지 기능의 중요성을 평가절하하게 된다. 어떤 이들은 '생각한다. 고로 존재한다.'는 식으로 믿고 있다. 이들은 항상 감정이나 느낌들을 억압하기 위해서 자신들의 사고를 이용한다고 생각한다. 또 어떤 사람들은 '느낀다 고로 존재한다.'는 식으로 생각한다. 이들은 자신들의 느낌에 과도하게 초점을 맞추면서 느낌을 이용하여 자신들의 사고를 약화시키는 결과를 초래하게 된다.

많은 경우 역기능 가정 출신의 사람들에게는 내면적 자각과 외부적 자각의 균형을 맞추는 능력이 거의 없다. 자기 내면세계의 인식에 강하게 집착하게 되면, 외부에서 일어나는 현실에 대한 정확한 자각이 어려워진다. 반면 외부 세계의 인식에 강하게 집착하게 되면, 내면에서 일어나는 자각에 문제가 초래된다. 이러한 내면적 또는 외부적 자각의 불균형은 자신, 다른 사람, 그리고 세상에 대한 일관성이 없는 모순된 관점을 갖게 만든다. 이렇게 되면 고립감, 외로움, 나약함, 파편화된 해리감 등을 경험하게 된다. 이들은 쉽게 위협감을 느끼고, 자기방어적이 되면서 지속적인 위기감 속에서 살아가게 된다.

건강한 기능을 가지고 있는 가정에서는, 자신이나 타인 혹은 그들이 소속된 사회를 현실적으로 평가하고 이에 대처할 수 있도록 각 구성원을 융통성 있게 재창조한다. 그와는 반대로 역기능적 가족에서는, 정확한 판단을 통해 자신이나 외부의 상황에 대응하도록 하는 것이 아니라 이미 정하여진 바대로 규정화시켜 버린다. 역기능적 가정은 타인 혹은 소속된 사회와 상호 관계를 유지하는데 적절한 역할을 발전시키는 것이 아니라, 오히려 경직되고 융통성이 없는 '살아남기 위한 역할(survival role)'을 발달시킨다. 그들은 마치 경직되고 융통성이 없는 상태로 자신이 행동하여야만 하고, 현재의 삶이 유지되는 것도 그 때문이라고 여기기 때문에, 보다 발전적인 방향으로 변화하려는 시도를 하지 않는다.

회복 후기는 언제쯤 시작되는가?

우리가 어느 시점부터 원가족 문제를 회복의 주된 관심사로 삼아야 하는가? 회복자 각자가 독특하기 때문에 기성복처럼 미리 만들어진 시간표대로 진행되지는 않는다. 대체로 2가지 조건에 따라 달라질 수 있는데 그중 하나는 중독의 심각성이며 또 하나는 회복 프로그램의 종류이다.

중독의 정도가 심각할수록 회복 단계의 속도는 더 늦어진다. 회복 프로그램이 치밀할수록 원가족 문제를 좀 일찍부터 다루어도 좋다. 본인은 12단계 프로그램과 전문적인 상담 또는 심리치료를 적극 추천하는 바이다. 만일 자신의 치료자가 중독과 원가족 문제를 다루는데 능숙하다면 좀 더 원활하게 치료가 진행될 것이다.

먼저 우리는 원가족 문제를 해결하기 전에 중독 문제를 인정하고 받아들여야 한다. 너무 빠르게 원가족 문제에 초점을 맞추게 되면 중독 치료에 집중하지 못하여 재발을 일으킬 수 있다. 그래서 우선적으로 단주를 하고 맑은 정신이 되어야 한다. 우선 처리해야 할 것을 먼저 하는 것이 중요하다.

원가족 문제와 중독 문제를 통합적으로 회복시키는 것이 가장 이상적이다. 이렇게 함으로 회복 생활을 저해할 수 있는 원가족 문제를 안전하게 다룰 수 있다. 특히 회복자가 신체적, 성적인 학대를 당했거나 유년기 시절에 심각한 정서적 유기 상태를 경험한 경우라면 특히 중독 문제와 함께 통합적으로 다루어야 한다.

일반적으로 회복 첫해 동안에는 중독 문제의 회복에 우선적인 초점을 두는 것이 바람직하다. 원가족 문제가 지속적인 회복에 방해가 된다면 반드시 명확하게 드러나야 한다. 회복 2년 차에는 제4 단계와 5단계를 수행하면서 발견된 성격적 결함의 주된 원인이 되는 원가족 문제를 다루어야 한다. 단주 2년 차 후에는 대부분의 회복자들은 평온한 회복 생활을 원한다면 원가족 문제를 직접 다룰 필요가 있다. 특히 만족스럽지 않는 불안한 회복 생활을 유지하고 있거나 계속해서 재발 경고 징후가 경험되고 있어 곧 재발할 우려가 있다면 특히 더 그렇다.

안타까운 것은 단주의 기간은 길지만 원가족 문제 다루기를 계속 회피하고 있기 때문에 불필요하게 고통을 당하는 중독자들이 너무 많다는 것이다.

회복 후기에서 발견되는 공통적인 문제점들

역기능 가족에서 성장한 사람들은 회복 후기에 많은 공통적인 문제들에 직면하게 된다. 가장 흔한 10가지를 나열하면 다음과 같다.

문제 1 : 개인적인 문제 해결 능력 부족

회복 후기에 많은 회복자들이 타인을 위해서는 중요한 문제를 해결해 줄 수 있으면서도 정작 중요한 자기 자신의 문제는 해결하지 못하는 것을 볼 수 있다. 이들은 어떤 문제가 개인적으로 중요한 것인지를 명확하게 인식하지 못한다. 거의 모든 일상의 문제들을 해결해 내며, 별로 중요하지 않는 것들도 어렵지 않게 해결한다. 그러나 현재 자신이 관계하는 사람들에 대해서는 전혀 손을 못 댄다.

> 회복 중인 알코올 중독자 Jesse는 이렇게 표현한다. "다른 사람들은 자신들의 문제를 어떻게 해결하면 될지 잘 알겠는데, 저 자신의 문제에 대해서는 어떻게 해야 할지를 도통 모르겠어요. 직장에서 일 처리는 아주 끝내줘요. 문제 해결책들이 자동적으로 떠올라요. 그런데 퇴근해서 남편과의 문제를 처리하려 하면 저의 머리는 텅 비게 돼요. 제가 예전에는 이보다는 더 현명했었는데 생각되고, 마치 지금은 바보가 된 것 같아요."
>
> Jesse는 엄마의 손에서 양육이 되었다. 아버지는 3살 때 가출하였고 그때 어머니는 그 상황을 제대로 이겨내지 못하였다. Jesse의 어

머니는 당시, 고통을 잊기 위해 남의 일에 주제넘게 나서면서 다른 사람을 도와주는 일에만 매달렸다. 그녀는 간호사였고 교회 활동을 통해서도 다른 사람을 위해 아주 적극적으로 헌신했다. 그러나 딸인 Jesse가 도움을 요청했을 때에는 시간을 내지 못했다. 어머니가 Jesse에게 한 말이라고는, Jesse가 자기 자신의 요구만을 주장하는 이기적인 아이라고 하면서, 자신의 문제에 대해서 생각하는 시간보다는 다른 사람을 돕는 일에 더 많이 생각해야 한다고 했다.

Jack은 훨씬 더 혼란을 겪는 사람인데, 5년을 단주 중이며 회계사로 잘 나가는 사람이다. 그는 다른 사람의 돈은 잘 관리해 주는데, 정작 자기 자신의 통장 관리는 제대로 안 된다. 그는 다음과 같이 말한다. "회계 업무는 공식에 따라 하면 됩니다. 그러나 저의 돈 관리는 안 됩니다. 저도 어떻게 해야 하는지는 알지만 저의 돈 관리 문제에 대해서는 무언가 막히는 게 있어요. 상당히 이해가 안 되시겠지만 저도 저 자신의 재정 문제에 손을 대려고 하면 사실은 겁이 나고 공황 상태가 됩니다."
Jack의 아버지는 사업을 하다가 실패한 사람이었다. 그는 이일 저일 해봐도 성공하지 못했다. 그는 하는 일마다 계속 실패를 했다. 그는 실생활에서의 일들은 전혀 신경 쓰지 않으려 했기 때문에 사업에 성공하지 못하였다. 잭의 어머니는 꼼꼼하지도 않고, 남의 집 청소를 하며 돈을 벌고 있었는데, 자기 집안일은 대충대충 해 놓고 살았다. Jack은 상담 시간에 표현하기를 자신도 아버지처럼 실패자가 되지 않으려고 어릴 때부터 엄청 애를 썼다고 하였다. 그러한 노력에도 불구하고, 그는 뜻대로 잘 안 되었다고 생각했다. Jack은 훌륭한 직업을 갖고 돈도 잘 벌지만, 자신의 돈 관리는 제대로 못하고 있다.

문제 2 : 감정 관리 능력 부족

느낌과 감정을 적절하게 다루는 기술이 부족한 것이 또 다른 공통적인 문제점들 중의 하나이다. 그래서 많은 회복자들이 감정에 대해서는 전혀 신경을 쓰지 않거나 아니면 과도하게 감정적으로 반응하는 문제를 가지고 있다.

3년 동안 회복생활을 하고 있는 Jane은, 자신이 무슨 감정을 느끼는지 알지 못한다. "목 아래로는 전혀 감각이 없는 것 같아요"라고 그녀는 표현한다. "기분이 나쁘지도 않아요. 어떤 느낌도 없어요. 살아가면서 아주 사소한 것들은 즐길 수 있지만, 어떤 중요한 일이 발생하면 저는 머리가 백지장이 되죠."

Jane의 어머니는 조용하시고 차분한 분이였다. 그녀가 18살이 되었을 때 한 남자와 깊은 사랑에 빠졌고 임신을 하게 되었다. 그 남자는 Jane의 어머니를 배신했고, 결국 그녀는 그녀가 마음에도 없는 아주 마음 착한 남자와 결혼을 하였다. Jane의 어머니는 제인에게 말하기를, 실망하지 않으려면 어떤 것에도 너무 큰 기대를 갖지 말아야 한다고 했다. Jane의 어머니는 제인에게 다음과 같이 말해주었다. "네가 어떤 것도 너무나 절실하게 바라지 않는다면 실망하는 일은 없을 거야. 내가 누군가를 너무나 간절히 사랑했더니, 결국 나에게 생긴 결과가 어떤 것인지 꼭 기억하거라."

Joe는 Jane의 경우와는 정반대의 문제를 가지고 있다. 그는 사소한 문제에도 과잉 반응을 보인다. 그는 주장하기를 "저의 아내가 하는 일에 대해서만 그렇지, 모든 일에 그렇게 과민 반응을 보이는 건 아닙니다. 직장에서 아무리 심각한 일이 생겨도 저는 절대 냉정함을 잃지 않습니다. 그런데 집에서 아내가 아주 작은 말대꾸만 해도 저는 격분하게 됩니다. 그러고 나면 저는 죄책감을 항상 느끼지만, 그래도 고쳐지지 않습니다. 때로는 내가 정말 미쳤구나 생각이 들기도 합니다."

Joe는 어머니에게 신체적 학대를 받고 자랐다. Joe는 이렇게 말했다. "아빠가 계실 땐 엄마는 아주 너그럽고 애교도 많으시죠. 하지만 엄마와만 있으면 저는 긴장을 해야 해요. 저는 아빠께 이런 사실에 대해 알리려고 했지만, 아빠는 엄마에 대해 거짓말한다고 저의 말에 전혀 신경 쓰지 않으셨어요. 저는 엄청 화가 났고 거의 폭발할 지경이였어요. 그러나 저는 참았죠. 만약 제가 화를 낸다면 어머니가 저를 죽이려 들 거라고 생각했어요."

문제 3 : 굳어진 나쁜 습관

많은 경우 회복 생활을 수년간 하더라도 잘 변하지 않는 습관들을 갖고 있다. 마음으로는 원하지만 행동의 변화가 잘 안 되어 어려움을 겪는 것이다.

11년을 단주 생활을 하고 있는 Sarah는 이렇게 털어놓는다. "저는 지루함을 안 느끼려고 애써요. 이사도 하고 가구도 사서 배치시키죠. 그런데 늘 예전 집에서 하든 대로 그대로 따라 하려고 해요. 기존의 일상적인 패턴이 깨지면 저는 미칠 것 같은 생각이 들어요. 이성적이지 않다는 것도 알지만 마음대로 잘 안되네요."

Sarah의 아버지는 모든 것을 정해진 위치에 두어야 직성이 풀리는 성격의 소유자인 해병대 직업 군인이었는데 항상 정리정돈을 잘 하던 사람이다. 사라가 자신의 방을 좀 더 예쁘게 꾸미려고 하면 그녀의 아버지는 딸을 비웃곤 하였다. 그는 Sarah에게 이렇게 말했다 "너는 어린 계집애들이나 좋아하는 그 따위 것들은 필요 없어. 너는 해병대의 딸이야. 가장 기본적인 것만 있으면 되고, 항상 검열에 걸리지 않도록 정리 정돈을 잘 해야 해."

문제 4 : 비합리적으로 지나친 타인에 대한 배려

많은 경우 우리는 강박적으로 다른 사람들을 도우려고 한다. 자기 자신의 삶의 질에는 무관심하면서 다른 사람들의 안녕을 챙기는 일에는 거의 광적으로 헌신적이다. 심지어 다른 사람들이 도움을 필요로 하지 않는데도 도움을 주려고 한다. 경우에 따라서는 자신에게 피해가 생기는데도, 다른 사람을 도와주려고 한다. 다른 누군가의 문제를 바로 잡아주는데 열성을 보이지 않으면 스스로 불편함을 갖는 것 같다. 그래서 종종 도움이 필요한 사람들과 감정적으로 엮이게 되기도 한다.

3년째 단주 중인 알코올 중독자 Earnie가 그의 아내인 Theresa

와 이혼한 후 치료를 받으러 왔다. 전처인 Theresa에게 전남편인 Earnie와의 생활에 대해 상담한 결과, Theresa 자신은 Earnie가 음주 문제가 있던 시절에도 과부였고, 남편이 단주 생활하게 된 이후에도 여전히 자신은 과부였다고 말했다. 왜 Earnie는 집에는 없었던 것일까? 그는 온 세상 사람들을 모두 단주하게 만들려고 너무나 분주했던 것이다.

Earnie는 상담 시간에 이렇게 말했다. "저는 거절하기가 힘들어요. 집에서 아내와 더 많은 시간을 가져야 한다는 것은 알고 있지만, 회복 모임 시간에 빠지는 것이 어려웠어요. 모임에 나오는 멤버가 마음 아파하는 것을 보면 도와주어야겠다는 욕구가 강하게 들어요. 단주 모임에는 도움이 필요한 사람들이 너무 많다는 거죠."

Earnie는 고아였다. 그는 자신의 부모가 누구인지 전혀 모른다. 그가 생후 6개월이 되었을 때 부모가 그를 어느 사회 복지사 집의 현관문 앞에 두고 가 버린 것이다. 그는 고아원과 위탁가정을 전전하면서 성장하였다. 그는 정작 도움이 필요로 했을 때는 주변에서 도와주는 사람이 아무도 없었다. 그는 자신이 대접받은 식으로는 다른 사람들을 대하지 않겠다고 어릴 적부터 스스로 다짐하고 약속했었다. 그래서 다른 사람들을 도와주어야 한다는 강한 욕구와 의무감이 들었다. 그는 단주 생활을 하고 있는 맑은 정신 상태임에도 불구하고 남을 돕겠다는 욕구가 너무나 강한 나머지 자신의 생활을 타인에게 온통 내어주면서 자기 개인적인 생활에 큰 해를 입히고 있었다. 그는 어린 시절에 제대로 사랑을 받지 못하였기에 성인이 되어서도 자기 자신을 사랑하고 돌보는 법을 결코 배우지 못했던 것이다.

Candice는 회복 중인 코카인 중독자이다. 홍보회사에서 근무하는 전문작가인 그녀는, 좋은 직장을 갖고 있는 전문직 여성이다. 그러나 지속적으로 사업에 실패하는 남성들과 자주 연루되는 문제가 있었다. 그녀는 내게 말하기를 "내 자신이 이해가 안 돼요. 제가 하는 일에 관한 한, 사람 보는 눈이 뛰어나다고 생각해요. 그런데 연애에 있어서는 저는 사람을 볼 줄 몰라요."

Candice는 4년간의 단약 기간 중 5명의 남자를 사귀었다. 이들 중 2명의 남자는 그녀를 신체적으로 학대를 가했고, 또 다른 2명의 남자는 언어적 또는 정신적으로 그녀에게 학대를 가했으며, 나머지 한 명의 남자는 6년 동안이나 놀고먹는 사람이었다. 그는 단주와 음주를 반복하며 만성적인 알코올 의존자였다. Candice는 자신이 이런 남자와 엮이게 된 과정을 다음과 같이 설명하였다. "저는 Jim을 모임에서 만났어요. 그는 잠잘 집이 없다고 했어요. 그땐 바깥 날씨가 아주 추웠기 때문에 그 남자를 길거리에서 재울 순 없었어요. 그래서 저희 집으로 오라고 했고 소파에서 자도록 했어요. 처음에는 룸메이트 같이 지냈지만, 점차 성관계 대상으로 발전하였는데, 그 남자를 진정 사랑해서 그런 건 아니었어요. 하지만 그 남자는 성적인 욕구를 강하게 표현하였고, 저는 그의 요구를 거절할 수 없었어요."

중산층 가정에서 자란 Candice는 어린 시절에 신체적, 성적 학대를 받고 자랐다. 그녀의 어머니는 간호사로서 2교대 근무를 하였고,

아버지는 강철 공장의 책임자로 주간 근무를 하였다. 아버지의 학대는 어머니가 근무하시는 밤에 일어났다. Candice의 아버지는 그녀를 성적으로 학대한 뒤 그녀가 자신을 유혹해서 벌어진 일이라며 Candice에게 손찌검을 하였다. 그녀는 이 이야기를 누구에게도 한 적이 없었는데, 성인이 되어서도 그녀를 학대할 것 같은 남자에게 왠지 끌린다는 사실을 알아차리게 되었다.

문제 5 : 무조건적으로 순응하는 태도

많은 회복자들이 단주를 하면서 저가 소위 말하는 "회색 인간(gray people[6])"이 되어간다. 이들은 함께 어울리는 것을 배우고 다른 사람과 마찰을 일으키지 않으려 한다. 이들은 미리 예측되는 일을 앞서 처리한다. 그러나 칭찬받을 만큼 아주 일을 똑 부러지게 잘 하거나 그렇다고 비난받을 만큼 못하거나 하는 것은 아니다. 주변 사람들에 너무나 잘 녹아들기 때문에 그들 존재조차 인식하기기 어려운 경우도 있다.

저자가 1969년에 어느 집단 치료에 관찰자로 참여했을 때, 처음으로 '회색 인간'의 존재를 알게 되었다. 첫 회기가 끝나고 집단 상담의 주 치료자, 보조 치료자 그리고 저자가 함께 참여자들과 집단 전체의 역동에 대해 논의를 하고 있었다. "오늘 저녁 집단 치료에 Jerry가 참석했었나요?" 라고 담당 치료자가 물었다. 우리는 아무도 그것을 기억할 수 없었다. 3명의 전문 치료자가 10명이 참여한

6) 흑인도 백인도 아닌 중립적 태도를 취하는 사람 누구와도 어울릴 수 있는 사람

집단을 2시간 동안이나 진행했지만 아무도 Jerry가 집단에 참여했는지에 대해 확신할 수가 없었다.

62세의 Jerry는 약 3년간 단주를 하고 있었다. 40세에 그는 20년간 군 복무를 마치고 전역을 하였다. 이후 그는 시내에 있는 군부대에서 군무원으로 점원 일을 하게 되었다. 그가 집단 치료에 참석하게 된 이유는, 원인을 알 수 없는 우울증에 빠졌기 때문이었다. Jerry는 중독에서 벗어나지 못하고 있을 때 이혼을 했고 재혼은 하지 않았다. 그는 단주 모임에 주당 4~5회 참석하였지만 친구를 전혀 사귀지 못했다고 했다. 후원자도 없었고 모임에서 "이 모임에 올 수 있어서 감사합니다. 이상입니다."라는 말 외에는 거의 하는 말이 없었다고 한다. 그는 두드러져 보이는 것을 아주 싫어하였다. 그래서 2~3개월 마다 참여 모임을 바꾸었다. 그래서 주변 사람들이 그를 잘 알 수 없었다.

Jerry 역시 어린 시절 신체적인 학대를 받았다. 소란을 피우거나 어떤 형태로든 사람 눈에 띄게 되면 심한 체벌을 받았다. 그의 부모님은 "아이들은 떠들면 안 된다", "매를 아끼면 아이를 망친다." 등의 원칙을 철저히 신봉하는 근본주의 기독교인이었다. 그래서 Jerry는 누군가로부터 주목을 받는 것은 위험한 일로 인식하게 되었고, 이러한 원칙에 근거하여 자신의 삶을 살아왔던 것이다.

문제 6 : 농담으로 심각한 문제를 회피하려는 태도

회복자들 중 어떤 이들은 관심의 중심에 서고 싶은 강한 욕구를 강박적으로 느낀다. 이들은 모임에서 아무도 말하지 않으면서 침묵을 지키고 있으면 견디기 어려워한다. 다른 사람들이 고통스럽고 심각한 문제에 대해서 이야기하기 시작하면 특히 불편함을 강하게 느낀다. 이때 생기는 내면의 압박감을 해소하기 위해 농담을 던지거나 광대 노릇을 하게 된다.

36세의 Linda는 4년 정도 단주 생활을 해 오고 있다. 그녀는 심한 위통이 있어서 치료를 시작하였는데 그녀의 의사는 어떤 신체적 원인을 발견할 수 없었다. 그녀는 회복 중인 알코올 중독자로서 외래 치료를 받기 위해서 중독 치료 센터를 방문하였다.
Linda는 함께 어울리기에 재미있고 밝은 사람이었다. 첫 번째 방문 시부터 그녀는 저희 직원들을 농담으로 웃겼으며 로비에서 대기 중인 다른 환자들을 즐겁게 해 주고 있었다. Linda는 수줍음이란 모르는 여자였고 오히려 "상당히 사교적이고" 심지어 "떠들썩하고 소란스러운" 여성이라고 묘사하는 것이 더 나을 듯하였다.
Linda는 친구도 많고 단주 모임에서 사회자 봉사도 하고, 자신의 회복 경험담도 종종 나누기도 하는 등 인기가 많은 사람이었다. 그녀의 남편은 그녀가 단주 생활을 시작하자마자 그녀를 떠나갔기 때문에 싱글로 지냈고, 이후 어떤 새로운 사람을 사귀고 있지 못하고 있었다. 그녀는 "저는 참 이해가 안 가요. 남자들은 저와 데이트를 두세 번 하고 나면 관심이 없어지나 봐요."라고 말했다. 당시 저자와의 치료 모임에서도 사랑할 누군가를 찾지 못하는 자신의 무능력함과 자신의 외로움을 비꼬는 자조적인 농담을 하기도 했다.

집단 치료에서 Linda는 분위기 메이커 역할을 했지만 너무나 과도하였기 때문에, 오히려 집단 역동을 방해하곤 하였다. 집단에서 제기되는 문제가 심각한 것일수록 농담으로 넘기려 하거나, 관심의 중심을 자신으로 돌리려는 그녀의 보이지 않는 노력은 강박 수준 정도로 강하였다. 그녀는 심각하고 고통스러운 문제에 대해서는 전혀 이야기하기가 어려운 사람이었다.

Linda는 알코올 중독자 집안에서 성장하였다. 부모님 모두 그녀가 어린 시절을 보내는 내내 심하게 술을 드셨다. 그녀는 집단에서 다음과 같이 말하였다. "부모님은 술을 드시면 아주 재미있는 분이셨어요. 그분들이 술을 드시는 동안 우리 가족은 다 같이 흥겨워하며 보냈어요. 저는 파티를 하면 약방의 감초 같은 존재였어요. 저는 제 부모님의 친구들을 대부분 알고 있었어요. 저는 아주 웃기고 분위기를 즐겁게 해주는 사람이기에, 그분들은 저를 불러 술을 같이 마시게 해 주셨습니다."

가족 내에 어떤 문제들이 갑자기 생기면 농담을 하거나 웃기는 행동을 해서 그 어색한 분위기를 환기시키는 것은 Linda의 몫이었다. Linda는 이렇게 자기 집안에서 학습된 행동을 회복 모임 안에서도 반복하고 있다.

문제 7 : 어떤 희생을 감수하더라도 갈등 회피하려고만 하는 태도

일부 회복자들은 어떻게 다른 사람들의 감정을 진정시키는지를 배운다. 이들은 갈등을 싫어하여 어떤 일이 있더라도 평화로운 상태를 유지해야 한다는 의무감을 느낀다. 이들은 갈등을 피해야 한다고 느끼면서 상처 입은 감정을 적절히 해결하지 않고 덮어두려 한다. 문제는 직면하고 해결해야 할 상황에 처했을 때조차도 분명한 태도를 취하지 않는다는 것이다.

Elliot은 3년 넘게 성인아이 자조모임에 참여하면서 회복을 유지하고 있었다. 그는 "저는 단주를 하는 회복 생활이 행복하지가 않았습니다. 마치 뭔가 빠진 게 있는 것 같아요."라고 말했었다. 그는 회복 프로그램을 하면서 크게 어려움 없이 순탄하게 지내고 있었지만 불안을 느꼈고, 주기적으로 우울에 빠지기도 했다. 상담 치료에 처음 온 날 그는, "뭐 크게 잘못된 것이 있는 것 아니에요. 다 잘되어 가고 있어요. 그런데 '좋다'라고 느껴지지 않네요."라고 말했다.

Elliot은 자신의 가족 내에서는 평화를 유지하려고 중재자 역할을 하였다. 어떤 희생을 치루더라도 평화를 유지하는 일은 자신의 역할이라고 학습한 것이다. 그의 부모님은 격렬한 말싸움을 했고, 그럴 때면 Elliot 자신은 스스로가 무기력한 존재로 느껴졌다. Elliot은 저자에게 자신이 부모님들과 더 많이 대화를 하려고 노력했더라면 부모님은 그렇게 자주 싸우지 않았을 것이라고 회상했다.

Elliot에게 자신이 했던 말과 유지하고 있는 단주 생활 사이에 어떠한 관계가 있는지 물었을 때, 그는 예전 자신의 가족 내에서와 같이 단주 모임에서도 여전히 조정자 역할을 하고 있는 것 같다고 말했다. "싸움이 생기거나 논쟁이 발생하면 항상 끼어들어서 사태를 정리하고 싶은 강한 충동이 생깁니다. 때로는 저 자신에게도 말합니다. 그렇게 끼어드는 것은 멍청한 짓이니까 그렇게 하지 말라고 말입니다. 그런데 저는 그렇게 되지 않습니다. 제가 개입을 하지 않으면 일이 더욱 악화되어 손쓸 수 없을 것처럼 느껴집니다."

화가 날 때는 어떻게 자신의 분노를 처리하는지 물었을 때 Elliot은, '뭘 특별히 하는 것보다는 그냥 가만히 있는 것이 더 낫지 않나요?' 라고 말했다. 그리고 그는 '잠잠한 벌집을 왜 건드리나요? 더 골치 아파지지 않나요? 게다가 정말 화가 나면, 술을 마실 수도 있잖아요?'라고 덧붙였다. Elliot은 어린 시절에서부터 분노를 표현하면 큰일 나는 것으로 학습이 되었고, 분노하는 것 때문에 다른 사람이 상처를 받지 않도록 해야 한다는 것은 자신의 책임으로 받아들였다. 그는 이러한 잘못된 믿음을 회복으로 가는 과정 중에서도 드러내고 있었다.

문제 8 : 타인의 잘못도 내가 희생양이 되고 말려는 태도

많은 회복자들은 다른 사람을 대신하여 기꺼이 희생양이 되고자 한다. 이들은 자신에 대한 자존감이 낮기 때문에, 타인이 어떤 상황이나 문제에 대해 자신들을 비난할 때에 스스로를 적절히 변호하지 못하는 것 같다.

Elliot은 조정자 역할 뿐만 아니라 희생양 역할을 하는 사람이었다.

그는 발생한 논쟁을 중재하기 위한 시도를 하려고 할 때 생길 수 있는 비난을 자신이 기꺼이 감수하려고 했다. 그는 "비난을 감수하는 것이 뭐가 문제인가요? 논쟁을 중단시킬 수 있다면 다 괜찮은 것 아닌가요?"라고 말했다.

문제 9 : 규칙을 어기며 문제 행동을 반복하는 태도

회복자들 중 일부는 규칙을 지키지 못하고 계속 문제를 일으키는 사람들이 있다. 이들은 뭐가 잘못인지 잘 모르고 있으며 자신들에게 누가 뭐라고 지시하는 것을 아주 질색한다. 규칙은 다른 사람들에게나 필요한 것으로 여기며 스스로는 알아서 잘 한다고 생각한다. '내가 왜 다른 사람들의 명령을 따라야 하나요?' 이들은 자신들이 특별대우라도 받아야 하는 사람처럼 느끼며 자신들에게 왜 사람들이 화를 내는지 이해하지 못한다.

Jake가 바로 그 예에 해당하는 사람이다. 그는 고등학교 시절 별명이 '독사'였다. 그는 Northwest 지역에서 성장하여 수년간 부두 인부로서 일했다. 그는 술은 끊고 지내기 시작했지만, 자신에게 다른 변화가 필요하다는 점을 받아들이지는 못했다. 그는 단주 모임에 나가기 시작했으나 '우리보다 위대한 힘'같은 개념은 전혀 눈에 들어오지 않았다. "나는 내 의지와 생명을 그 어떤 누구에게도 맡기지 않을 겁니다."라고 주장했고, 그런 상태로 3년 동안 모임에 가끔 참석하곤 했다. 이 기간 동안 그는 몇 번의 재발을 하였고, Chicago로 이사를 간 이후에서야 단주 모임에 꾸준히 참석하게 되었다. 그는 2년 반 정도의 회복 생활이 지나고 나서야 자신의 가치관에 의문을 제기하기 시작했다.

그는 상담 회기 동안에 다음과 같이 말했다. “저는 도덕성 같은 것에 대해서는 별로 관심 없었어요. 저는 인생이란 얼마든지 알아서 잘 살 수 있는 것이라고 늘 생각해왔지요. 그러나 지금은 어떻게 사는 것이 잘 사는 것인지 잘 모르겠어요.” Jake는 무엇인가 해 보고 싶거나 또는 그 반대로 하고 싶지 않다고 느낄 때 그는 결정하기에 앞서 스스로에게 2가지 질문을 하곤 했었다.

- 어떤 처벌이 따르나?
- (잘못을 한 경우) 체포될 가능성은 얼마나 되는가?

만일에 체포될 가능성이 없다고 느낄 때 그는 일을 저지르곤 했다. Jake는 11명이나 되는 형제들과 함께 성장하였다. 그의 어머니는 늘 집에 계실 수밖에 없었는데, 외출할 겨를이 전혀 없었기 때문이었다. Jake의 아버지는 범죄 행위를 저지르고 다니는 것을 자랑삼아 떠벌리고 다녔다. Jake는 저자에게 “제 아버지는 저에게, 겁쟁이들만 법을 지키며 산다고 늘 말하곤 했죠. 제가 진정한 남자가 되기를 원한다면, 타인에 대한 배려 없이 내 맘대로 내 인생을 살아가는 법을 배워야 했어요.”라고 말했다.

예전의 방식대로 Jake는 단주 첫해를 살았다. 그러나 결국은 주변에 아무도 없으며 자신이 홀로라는 사실을 깨닫게 되었다. 아무도 자신을 믿어주지 않았다. 물론 자신도 친구들을 신뢰하지 않고 있었다. 다른 회복자와 유사하게 Jake는 회복 생활을 하고 있으면서도 자신이 가족 내에서 답습한 문제를 여전히 해결하지 못하고 있었다.

문제 10 : 자신의 문제를 다른 사람 탓으로 돌리는 경향

많은 회복자들은 자신의 문제에 대해 책임을 수용하는 것이 어렵다는 것을 깨닫는다. 우리 회복자들은 일이 잘못되면, 쉽게 다른 사람들을 비난한다.

앞서 소개한 Jake의 경우도 이에 해당한다. 범법행위를 하고 체포되었을 때 그는, 자신을 검거한 경찰을 비난했다. 그는 늘 "무슨 권리로 저놈의 경찰이 나를 속도위반으로 딱지를 끊는 거야?"라는 식으로 반응했었다. 그는 자신의 행동에 대해 자신이 책임져야 한다고 생각하지 않았었다. 일이 뭔가 잘못되면 항상 다른 누군가의 잘못 때문이라고 주장했었다.

회복 후기 동안에 생기는 이러한 10가지 문제점들 중에서 2가지의 공통점을 발견할 수 있다. 하나는 모든 문제들이 원가족에서 학습된 것이라는 것과 또 다른 한 가지는 이러한 문제들을 잘 알고 있으면서도 계속해서 이런 문제를 강박적으로 행동화하려고 한다는 것이다. 도저히 중단할 수 없고 조절 불가능한 것 같이 보인다.

회복 후기에서 보이는 이러한 문제들은 원가족과의 문제와 명백한 관계가 있다는 것은 조금만 생각해 보면 알 수 있다. 문제는 우리가 이러한 관계성에 대해서 자주 생각을 하지 않으려 한다는 것이다. 많은 경우 모든 문제들이 약물 중독에 의해 야기된 것이라고 믿는다. 그리고 이러한 모든 문제들은 단주 모임에 참여하고, 12단계를 밟으면 해결될 수 있다고 믿는다. 그러나 항상 그런 것은 아니다. 이러한 문제들을 알아차리고 해결하겠다는 결심이 회복 후기에 일어나지 않는다면, 저절로 문제들이 사라지거나 변화하지 않을 것이다.

12단계 프로그램을 잘 살펴보면, 12단계 중 어떤 단계도 회복 후기에 발생할 수 있는 문제들을 해결하기 위해서 명확히 제시된 단계는 없다. 1935년 AA 모임의 창시자들은 어린 시절의 경험이 성인기의 삶에 크게 영향을 미친다는 사실을 알지 못했다. 많은 회복자들은 4단계와 5단계, 그리고 11단계와 12단계에 기술된 영적 프로그램을 실천하면서, 이러한 원가족 문제들을 간접적으로 해결하고 있기는 하다. 그러나 원가족 문제들이 구체적으로 다루어지지 않는다면, 결국 문제들은 해결되지 못한 채 계속 따라다니게 된다.

성인아이의 12단계 프로그램은 원가족의 문제를 발견하는데 도움을 준다. 많은 성인아이 회원들은, 수년간 온전한 삶을 유지하면서 술이나 마약 중독에서 회복중이다. 이들 자신의 경험으로부터 알게 된 사실은 단주 모임 하나만으로는 어린 시절부터 지속되고 있는 문제를 해결하는데 불충분하다는 것이다. 성인아이 회원들은 단주 모임 프로그램 외에도 성인아이 프로그램을 병행하면서 어린 시절의 미해결 문제들을 해결함으로, 전반적인 회복의 질을 향상시킨다.

회복 후기에 체크해야 할 항목

지금까지 살펴본 10가지 문제 영역들을 면밀히 살펴보고 이 문제들이 자신과는 어떤 연관이 있는지 적용시켜 보자. 126페이지에서 시작되는 10개의 체크리스트 문장들은 지금까지 논의한 회복 후기에서 보일 수 있는 10가지 주요 문제점들이다. 어린 시절 우리들이 이러한 각각의 행동들을 얼마나 자주 경험하였는지 돌아보자. 그리고 이런 행동들이 가정과 직장에서 얼마나 자주 반복해서 경험되는지 점검해보도록 하자. 그리고 우리의 회복 과정에서 어떤 문제를 계속 다루어 나가야겠다고 느끼는지 자문해 보도록 하자. 잠시 시간을 내어 다음의 질문지에 체크해 보자.

1. **개인적인 문제 해결 능력 부족** : 나는 나의 개인적인 중요한 문제를 해결하는데 어려움을 겪는다. 그러나 나의 비슷한 문제를 다른 사람이 겪고 있다면 나는 잘 해결해 줄 수 있다.

	매우 그렇다	때때로 그렇다	좀처럼 그렇지 않다
A. 어렸을 때			
B. 성인이 되어 가정에서			
C. 성인이 되어 직장에서			
	예	아니오	잘 모르겠다
D. 이 문제가 지금도 계속 되고 있나요?			

2. **감정 관리 능력 부족** : 나는 나의 느낌이나 감정을 관리하는데 어려움을 겪는다.

	매우 그렇다	때때로 그렇다	좀처럼 그렇지 않다
A. 어렸을 때			
B. 성인이 되어 가정에서			
C. 성인이 되어 직장에서			
	예	아니오	잘 모르겠다
D. 이 문제가 지금도 계속 되고 있나요?			

3. **굳어진 나쁜 습관** : 필요에 따라서는 상황에 맞는 행동을 해야 하는데, 나는 고치기 어려운 고질적인 습관을 갖고 있다.

	매우 그렇다	때때로 그렇다	좀처럼 그렇지 않다
A. 어렸을 때			
B. 성인이 되어 가정에서			
C. 성인이 되어 직장에서			
	예	아니오	잘 모르겠다
D. 이 문제가 지금도 계속 되고 있나요?			

4. **비합리적으로 지나친 타인에 대한 배려** : 나는 나 자신의 한계를 벗어나 역부족임에도 불구하고 다른 사람들을 돕고 구세주 역할을 하려고 한다.

	매우 그렇다	때때로 그렇다	좀처럼 그렇지 않다
A. 어렸을 때			
B. 성인이 되어 가정에서			
C. 성인이 되어 직장에서			
	예	아니오	잘 모르겠다
D. 이 문제가 지금도 계속 되고 있나요?			

5. **무조건적으로 순응하는 태도** : 나는 다른 사람들이 기대하는 것을 따라 줌으로서 그들 상황에 조용히 순응한다.

	매우 그렇다	때때로 그렇다	좀처럼 그렇지 않다
A. 어렸을 때			
B. 성인이 되어 가정에서			
C. 성인이 되어 직장에서			
	예	아니오	잘 모르겠다
D. 이 문제가 지금도 계속 되고 있나요?			

6. **농담으로 심각한 문제를 회피하는 태도** : 나는 문제의 본질을 회피하기 위해 농담을 던지거나 웃기는 상황을 만들어 사람들을 즐겁게 하려고 한다.

	매우 그렇다	때때로 그렇다	좀처럼 그렇지 않다
A. 어렸을 때			
B. 성인이 되어 가정에서			
C. 성인이 되어 직장에서			
	예	아니오	잘 모르겠다
D. 이 문제가 지금도 계속 되고 있나요?			

7. **갈등을 무조건 회피하려는 태도** : 나는 어떤 희생을 감수하고서라도 갈등 없이 평화를 유지하려고 무척 노력한다.

	매우 그렇다	때때로 그렇다	좀처럼 그렇지 않다
A. 어렸을 때			
B. 성인이 되어 가정에서			
C. 성인이 되어 직장에서			
	예	아니오	잘 모르겠다
D. 이 문제가 지금도 계속 되고 있나요?			

8. **타인의 잘못도 내가 희생양이 되고 마려는 태도** : 나는 다른 사람의 문제 때문에 생기는 비난도 자신이 수용하려는 경향이 있다.

	매우 그렇다	때때로 그렇다	좀처럼 그렇지 않다
A. 어렸을 때			
B. 성인이 되어 가정에서			
C. 성인이 되어 직장에서			
	예	아니오	잘 모르겠다
D. 이 문제가 지금도 계속 되고 있나요?			

9. **문제 행동 반복해서 저지르는 태도** : 나는 감정을 조절하지 못하고 행동으로 표출함으로 문제를 야기하고 규칙이나 법을 무시하는 경향이 있다.

	매우 그렇다	때때로 그렇다	좀처럼 그렇지 않다
A. 어렸을 때			
B. 성인이 되어 가정에서			
C. 성인이 되어 직장에서			
	예	아니오	잘 모르겠다
D. 이 문제가 지금도 계속 되고 있나요?			

10. **남 탓하는 경향** : 나는 나의 문제를 다른 사람을 탓하는 경향이 있다.

	매우 그렇다	때때로 그렇다	좀처럼 그렇지 않다
A. 어렸을 때			
B. 성인이 되어 가정에서			
C. 성인이 되어 직장에서			
	예	아니오	잘 모르겠다
D. 이 문제가 지금도 계속 되고 있나요?			

다음 페이지에 제시된 것과 같이 답지를 만들어 보면 자신이 매긴 답을 보다 용이하게 살펴볼 수 있다. 이 답지는 각 문항의 답을 기재하면 된다. 점수를 매기는 방법은 다음과 같다.

매우 그렇다 = 3점, 때때로 그렇다 = 2점, 좀처럼 그렇지 않다 = 1점

D 문항의 "이 문제가 현재도 계속되고 있나요?"에서 "예" 는 'Y' 로, "아니오" 는 'N' 으로, 그리고 "잘 모르겠다" 는 'U' 으로 표시하면 된다.

	어린 시절 때	성인이 되어 가정에서	성인이 되어 직장에서	현재는?
1. 개인적인 문제 해결 능력				
2. 감정 관리 능력 부족				
3. 굳어진 나쁜 습관				
4. 비합리적인 타인에 대한 배려				
5. 무조건적으로 순응하는 태도				
6. 농담으로 심각한 문제 회피하려는 태도				
7. 갈등을 무조건 회피하려는 태도				
8. 타인의 잘못도 내가 희생양이 되고 마려는 태도				
9. 반복해서 문제 행동 저지르는 태도				
10. 남 탓하는 태도				

이렇게 답지를 작성해 보면 우리가 어린 시절부터 어떤 역할을 해왔는지 명확하기 이해하게 될 것이다. 역기능 가정에서 성장한 사람들은 보통은 한 개 또는 두 개 정도의 역할을 항상 해 왔다는 사실을 확인할 수 있다. 회복의 과정을 시작한 사람들은 어렸을 때의 점수가 현재 가족이나 관계 또는 직장에서의 점수와 차이가 난다는 것을 확인할 것이다.

순기능 가족에서 성장한 사람이라면 대부분의 문항에 "때때로 그렇다" 또는 "좀처럼 그렇지 않다"라고 답했을 것이다. 그 이유는 각 문항들이 역기능 가족에서 학습된 부적응적 역할들을 표현한 것이기 때문이다. 만약에 당신이 건강한 순기능 가족에서 성장했다면 이러한 대처 방식들을 좀처럼 잘 사용하지 않았을 것이다.

문제해결 대처 전략

회복 후기의 문제들을 해결한다는 말은 변화를 전제로 한다. 회복의 후기 과정을 시작하는 좋은 방법은 원가족 문제와 연루되어 있는 불건강한 행동들을 알아차리고, 건강한 행동을 실천하는 연습을 시작하는 것이다.

<u>*개인적인 문제 해결*</u> : 자기 자신의 문제를 해결하는데 어려움을 겪는 사람들은 개인 상담 치료를 시작할 필요가 있고, 그 상담을 통하여 이 문제들을 해결하는데 초점을 맞추어 도움을 받는 것이 좋다.

감정 관리 : 자신의 감정을 알아차리고 관리하는데 어려움을 겪는 사람들은 감정을 다루는 기술을 체득해야 한다. 만일 감정적으로 과도한 반응을 보인다면 그러한 반응을 촉발시키는 요인을 찾아내고 달리 반응하는 방법을 연습해야 한다. 그리고 감정적으로 잘 느끼지 못 한다면, 깊이 심호흡을 하고, 자신의 내면에 집중하며, 그 속에서 어떤 일이 일어나고 있는지 알아차리는 연습을 반드시 해야 한다. 그 다음에 이러한 내면의 감정을 설명할 수 있어야 하고, 다른 사람들과 감정을 소통하는 방법을 반드시 익혀야만 한다.

굳어진 습관 : 융통성이 없고 자신의 행동 변화를 하는데 어려움이 있는 사람들은 유연성을 연습해야 한다. 이들은 자신의 편의를 위해 그동안 구축해 왔던, 틀에 박힌 습관화 된 생활에서 벗어나도록 할 수 있는 여러 가지 활동들을 의도적으로 계획하고 실천해야 한다.

비합리적인 타인에 대한 배려 : 구세주 역할을 했던 사람들은 남들이 하는 행동이나 그 결과에 무관심할 수 있는 연습을 해야 한다. 단주 가족 (알아넌) 모임에서는 이러한 기술을 '초연(detachment)'이라고 부른다. 반면에 단주 모임에서는 '내어맡김(turn it over)'이라고 말한다.

무조건적인 순응 : 남들에게 무조건으로 순응하는 사람들은 자신들의 입장이나 의견을 정확하게 표현하는 연습을 해야 한다. 12단계 프로그램은 자신의 단주가 제일 우선되어야 한다는 의미에서 "이기적인" 프로그램이다. 이런 관점에서 인생이란 하나의 이기

적인 여정이다. 만일 당신이 다른 사람에게 순응만 하다가 죽는다면, 상속할 것이 별로 남지 않는다.

농담으로 심각한 문제 회피하려는 태도 : 농담이나 하면서 다른 사람들을 즐겁게 함으로서 심각한 상황을 계속 회피하는 사람들은 다른 사람들의 초점을 흐리게 하여 현실을 제대로 보지 못하게 만든다. 이들은 침묵하는 법을 배워야 하며, 다른 사람들이 현재 상황에 대한 실재를 경험할 수 있도록 물러나 있는 법을 익혀야 한다.

갈등을 무조건적으로 회피하려는 태도 : 중재 역할을 하는 사람들은 갈등을 피할 수만 있다면 못할 것이 없다. 이들은 분노와 논쟁이 있더라도 인내하는 방법을 배워야 한다. 이들은 남의 일에 끼어들어 문제를 고쳐보려는 노력을 중단하여야 한다.

타인의 잘못도 내가 희생양이 되고 마려는 태도 : 자기희생을 하는 사람들은 자기 자신을 다른 사람에게 모두 내어주는 사람이다. 이들은 자신이 가치 있고 소중한 존재임을 받아들이고 행동해야 한다. 이들은 자신들을 이용하려는 사람들과는 어울리지 않도록 해야 한다.

문제행동 저지르는 태도 : 규칙을 제대로 지키지 못하고 문제행동을 하는 사람들은 자신들이 희생자인 것처럼 행동한다. 이들의 비정상적인 행동은 다른 사람들로 하여금 자신들이 상대적으로 더 괜찮은 사람들이라는 생각이 들도록 한다. 이들이 다른 사람들과 원만한 관계를 회복하는 가장 좋은 방법은, 올바르게 행동함으

로써 자신들이 더 이상 비난받지 않도록 하는 것임을 깨닫는 것이다.

남 탓하는 경향 : 남 탓을 하는 사람들은 자기 행동의 결과에 대해 다른 사람들을 부당하게 비난을 한다. 이들은 자신들이 한 행동의 결과를 정직하게 대면하는 훈련을 해야 하며 자신들이 실수를 했을 때는 인정해야만 한다. 그리고 그 결과에 대해 확실하게 책임지며 뒷마무리하는 훈련을 반드시 해야 한다.

이런 모든 대처 전략들이 아주 근사하게 들릴 수 있지만 실상 적용해 보려고 하면 잘 안 되는 것이 사실이다. 원가족 문제도 말처럼 해결이 쉽지 않다. 우리 힘으로는 어찌할 수 없기에 우리는 문제 행동을 지속하게 된다. 우리는 무엇을 해야 하는지 잘 알고 실제로 의도한 방향대로 실천하고 싶어 한다. 그러나 막상 시도를 해 보면 이상하게도 두려움이 들고 마음 같지 않다는 것을 느낀다.

> Stan은 이런 식으로 표현했다. "나는 변화하고 싶어요. 정말로. 그런데 뭔가에 막히는 것 같아요. 남들의 문제들을 오지랖 넓게 챙기는 행동을 멈추자 소심해지고 당황스러워하는 저를 발견했어요. 그런데 제 머릿속에서는 왜 그렇게 되는지에 대한 적절한 답은 없어요. 어쨌거나 그런 느낌은 온몸을 덮어 버리게 되죠. 예전의 문제 행동을 하지 않으려는 노력을 하면 할수록 저는 두려움에 더 강하게 사로잡혀요"

변화를 하려고 할 때 이런 반응들이 생기는 것은 어린 시절에 문제 행동들을 생존도구로 사용했다는 것을 암시하고 있다. 역기능 가족은 건강한 사람으로 성장하기에는 위험한 환경이다. 이런 가족은 정서적으로나 신체적 또는 둘 다 위험에 노출되어 있다. 그러나 아이들은 살아남아야 한다. 어린 시절 우리는 가정에서 생기는 고통이나 위험을 최소화하기 위해 무엇을 해야 하는지 재빨리 배운다. 우리는 어린 시절에 우리를 보호해 주었던 행동들이 성인이 되어서도 우리를 보호해 줄 것이라고 믿게 된다. 뿐만 아니라 우리가 자기 보호적인 행동들을 지속하지 않으면 우리는 상처를 받거나 죽을 수도 있다고 생각한다. 이것이 바로 우리가 변화를 시도하려 할 때 공포와 두려움을 경험하게 되는 이유이다.

Stan의 사례를 다시 살펴보자. 그는 어린 시절에 중독자 아버지에게 이기적이라는 이유로 심한 체벌을 경험했다. 그의 아버지는 Stan이 여동생과 남동생을 적극적으로 챙기지 못할 때 마다 늘 이기적인 놈이라고 비난을 했다. Stan이 조금만이라도 동생들을 신경 못 쓰고 자신을 챙기게 되면 아버지로부터 모욕감과 심지어 학대까지 받아야만 했다. 이때부터 그는 살아남기 위해서는 다른 사람들을 챙겨야 된다는 것을 학습하게 되었다. 자기 자신을 챙기는 것은 위험한 일로 인식하게 된 것이다. Stan은 이러한 신념을 내재화시켰고 성인이 된 지금도 더 이상 그것이 진실이 아님에도 불구하고 이러한 신념에 근거한 행동들이 나오고 있다.

어린 시절에 살아남기 위해 학습했던 행동 패턴들을 우리가 이해한다면 성인이 된 지금 그러한 행동들을 처리하기가 더 쉬울 것이다.

회복 후기에 완수해야 할 미션

회복 후기에 만나게 되는 문제들을 해결하고자 한다면, 우리는 필요한 시간과 에너지를 기꺼이 투자해야만 한다. 우선 우리는 어린 시절의 문제들이 현재 회복 중에서도 나타나고 있는 문제들의 원인이라는 것을 인식해야만 한다. 이는 12단계 중 제1단계에 해당하는 것으로, 특히 이 경우에는 어린 시절의 경험들 앞에 무력했음에 초점을 맞춘다.

두 번째, 우리가 가족의 순기능과 역기능적 측면을 떠올리면서 새롭게 배워야 할 점들이 있다. 이를 위해서 우리는 자신의 어린 시절의 성장 과정을 탐색해야 한다.

세 번째, 우리는 어린 시절의 기억을 재구성하고, 기억이 나지 않는 부분들을 채워 나가야 한다. 그리고 우리의 지지자나 후원자들과 어린 시절의 기억으로부터 배운 것을 논의해야 한다.

네 번째, 어린 시절에 대해 알게 된 것과 성인이 된 지금 행동하고 있는 것과의 연관성을 이해해야 한다. 다음과 같은 질문을 스스로에게 던짐으로써 가장 핵심적인 부분을 채울 수 있다. "어린 시절에 학습된 것들이 현재의 내 생활에서는 어떻게 행동으로 드러나고 있는가?"

마지막으로 어린 시절에 학습한 것들을 일단은 무조건 행동으로 표출하지 않도록 해야 한다. 우리는 자기 존재와 행동을 변화시키겠다는 책임감을 갖고 자신의 가족이 가지고 있는 역기능적 악순환을 종식시켜야 한다. 만일 우리가 변화하지 못한다면 우리 부모들이 우리에게 물려준 것을 똑같이 우리도 우리 자녀들에게 대물림하게 될 것이다.

미션 1 : 어린 시절로부터 유래된 문제 인식

많은 회복자이 회복의 과정 중에도 어린 시절 양육과정에서 비롯된 여러 문제에서 시작된 고통을 가지고 있다. 우리는 이러한 문제들을 어떻게 알아차릴 것인지 그 방법을 배워야 하며 이런 문제들이 자신들에게 어떤 영향을 미치고 있는지도 인식할 수 있어야 한다. 단주를 처음 시작할 즈음에 부정의 방어 기제 때문에 중독 그 자체를 인식조차 할 수 없었듯이, 어린 시절의 문제들을 제대로 인식하지 못하면 원가족 문제들을 알아차리기란 어렵다. 회복 후기 중 초반에는 자신들의 문제를 보면서 '너무나 문제가 많아 산 넘어 산'이라고 느꼈지만 원가족 문제에 대한 이해를 거듭할수록 이들은 많은 문제들이 과거 어린 시절부터 형성된 동일한 문제가 반복되어 나오는 결과임을 이해하게 된다. 문제가 많은 것이 아니라 똑같은 문제가 반복 재현되고 있는 것뿐이다.

이들은 "우리 잘못에 대한 정확한 본질"을 파악할 수 있도록 요청하는 제4단계와 5단계의 핵심을 이해하게 된다. 이러한 두 단계는 그동안 잘못한 것들에 대한 구체적인 목록을 작성하라고 단지 요구하는 것만이 아니다. 이 두 단계는 이러한 문제들에 대한 "정확한 본질"이 무엇인지 이해해야 한다고 제안하고 있다. 이것이 의미하는 것은 반복적으로 잘못을 저지르게 하는 강박의 원인이 되는 핵심 문제가 무엇인지를 제대로 이해해야 한다는 것이다. 단순히 "다시는 잘못을 하지 않겠다."라고 말로만 하는 것으로는 충분하지 못하며 그러한 반복을 피하기 위해서는 자신의 의지력을 사용하는 것으로는 부족하다.

회복자들은 자신들의 핵심 문제를 알아차리고 그런 문제가 있다는 사실을 받아들여야 한다. 어린 시절부터 결함이 있는 연약한 인간으로 자신을 받아들이는 것은 자기 패배적인 행동을 반복적으로 하게 만드는 강박의 연료가 되는 수치심 죄책감 그리고 만성적인 고통을 해결하는데 큰 도움을 제공해 준다. 이것은 가능한 것일 뿐만 아니라 회복 생활을 안전하게 하고자 한다면 반드시 필요한 것이다.

따라서 어린 시절에 학습한 삶의 방식이 어떠했는지 알아보기 위해서는 어린 시절을 면밀히 탐색할 필요가 있다. 그렇게 하면 어떤 태도와 습관을 지속할 것인지, 그리고 어떤 것은 버릴 것인지에 대한 적절한 결정을 할 수 있게 된다. 과거 어린 시절의 경험들이 아무리 좋지 않았다고 할지라도 누구든지 약점과 함께 장점도 갖고 있다. 장점에 기초하여 지속적으로 성장과 성숙을 이루어 나가야 하고 단점은 극복해 나가는 노력을 지속해야 한다. 우리가 챙겨야 하는 기본 원칙은 회복 아니면 반복하는 것이다. 어린 시절에 입은 상처로부터 회복을 해야 한다. 그렇지 않으면 동일한 패턴의 자기 파괴적 행동을 계속해서 반복할 것이다.

미션 2 : 원가족 문제에 대한 정보수집

원가족 문제에 대한 정확한 정보를 수집하는 것은 아주 중요한 일이다. 회복자들은 순기능적 가족과 역기능적 가족의 역동이 어떠한지에 대해 알아야 한다. 어린 시절에 습관이 어떻게 형성되었는지, 그리고 이러한 습관들을 어떻게 하면 변화시킬 수 있는지에 대한 기본 개념들을 이해해야 한다. 이 책은 이에 대한 입문서가 될 수 있지만 앞으로 더 많은 것을 공부해야 한다.

성인아이를 위한 대부분의 치료 프로그램들은 교육식으로 진행된다. 그 외에 다양한 책들도 있고 오디오 테이프 그리고 비디오 교재들도 도움이 될 것이다.

미션 3 : 어린 시절의 경험 재구성

원가족 문제가 어떻게 발달해 왔는지를 아는 것만으로 불충분하다. 회복의 과정에서는 어린 시절의 경험을 탐색하고 그것에 대한 적절한 피드백을 해 줄 수 있는 사람들과 이야기를 나누어야 한다. 이러한 과정은 AA 모임에서 자기 경험담을 준비해서 이야기하는 것과 비슷하다.

어린 시절에 대한 경험을 글로 잘 정리해서 질문도 해 주고 피드백도 줄 수 있는 다른 사람들에게 그것을 발표할 수 있다. 그 결과로 어린 시절에 대한 새로운 이해가 생기기 시작할 것이다. 어린 시절에 배운 왜곡된 개념들이 어떻게 성인이 된 뒤에도 영향을 미치게 되는지 알게 될 것이다. 고통스러운 기억들을 떠올리면서 다른 사람과 나누게 된다. 마음의 고통과 상처가 풀어지면서 문제가 해결될 것이다. 죄책감과 수치감이 처리될 것이며 새로운 자유를 경험하게 될 것이다.

미션 4 : 어린 시절의 상처와 성인이 되어 나타나는 문제점과의 연관성 탐색

회복 후기의 목표는 바로 변화이다. 어린 시절의 경험을 단순히 이야기 한번 해 보는 것만을 목적으로는 과거 경험을 또 다시 이야기하는 것으로는 거의 가치가 없다고 본다. 어린 시절의 경험들을 재구조화시키는 일은 가장 의미가 있는 일이다. 특히 과거 어린 시절의 경험들을 이야기함으로 과거에 시작되었고 현재에도 재현되고 있는 문제들의 패턴을 파악하고 그리고 성인이 된 지금의 생활에서도 어떻게 그 문제들이 반복되고 있는지를 파악하는데 도움이 된다면 더욱 의미가 있다.

미션 5 : 생활 패턴 수정

과거의 어린 시절을 면밀히 검토하는 것만으로는 충분하지 않다. 어린 시절에 학습한 것과 성인으로서 현재 어떤 삶을 살아가고 있는가를 의식적으로 관련지어서 이해해야 한다. 이 작업은 생각만큼 쉽지는 않다. 부정의 방어기제 때문에 현재 우리가 어떤 행동을 하고 있는지를 잘 알아차리기 어렵다. 이러한 부정을 처리하기 위해서는 어린 시절에 만들어진 장점과 단점의 목록을 의도적으로 작성해 보아야 한다. 그렇게 할 때 목적이 분명한 계획이 수립될 수 있다. 이 계획을 실행하게 되면 성인으로서 갖고 있는 단점을 인식하고 그 단점을 극복하는 반면 장점도 찾아내고 그 장점을 더욱 발달시킬 수 있다.

과거 어린 시절에 대한 이해를 기반으로 하여 성인기 자기 평가 절차를 완성하게 되면 AA에서 사용하는 12단계의 수정된 4단계, 5단계, 그리고 10단계를 고안해 낼 수 있다.

자기의 과거를 제대로 이해할 때 변화의 약속을 선물로 받는다.
그리고 행동으로 옮기게 될 때 그 약속은 현실에서 이루어진다.

행동의 변화를 보인다는 것은 원가족의 문제를 해결하는데 결정적인 단계로서 질 높은 회복 생활을 저해하는 생각과 느낌 그리고 행동의 습관적 패턴을 변화시킬 수 있다. 습관이 어떻게 형성되었는지 이해했다고 해서 깊이 뿌리박힌 습관들이 쉽게 사라지는 것은 아니다. 자기의 과거를 제대로 이해할 때 변화의 약속을 선물로 받는다. 그리고 행동으로 옮기게 될 때 그 약속은 현실에서 이루어진다. 이를 위해서는 목표를 잡고 행동 계획을 구체적으로 세우고 회복의 여정에서 우리를 지지해 줄 수 있고 도움을 줄 수 있는 사람들의 명단을 작성해야 한다.

현실에 맞는 새로운 행동 대안 수립

역기능 가족 출신의 사람들은 현실에 잘 어울리지 않는 행동들을 배웠다. 그들은 인생을 그럭저럭 버티게 해주기는 하지만 행복하게 해 주지는 못하는 여러 가지 습관들을 배웠다. 적절한 행동을 하게 되면 그 행동은 자연스럽고 편안하고 자유롭게 느껴진다. 이러한 새로운 행동들은 삶의 목적과 의미를 부여해 준다.

일단 과거 어린 시절로부터의 자유로워지게 되는 경험하게 되면, 적절한 행동을 할 수 있게 된다. 그리고 우리가 진정으로 가치있게 여기는 것이 무엇인지 발견하게 되고 그러한 가치관을 중심으로 삶에 집중할 수 있는 용기도 자신 안에서 발견할 수 있다. 자신의 장점과 약점을 정직하게 검토해 봄으로서 새로운 행동들의 변화를 끌어내게 될 것이다. 다음의 몇 개의 질문들에 정직하게 답을 한번 해 보자.

- 나는 무엇에 소질이 있는가?
- 나는 무엇을 하고 싶은가?
- 나는 이 세상에 어떻게 기여할 수 있겠는가?
- 나는 의미 있는 그 무엇을 할 수 있을까?
- 나의 인생의 목적은 무엇인가?

이와 같은 질문에 답을 하는 것이 우리가 수행하는 프로그램의 영적인 측면의 중심적인 초점이 될 수 있다.

인간은 누구나 목적이 있는 삶을 부여받았다. 인간은 우연히 이 땅에 존재하는 것은 아닐 것이다. 우리가 삶을 살아가는데 중요한 것은 바로 우리 각자가 책임감 있게 자기 인생의 목적을 발견해야 하며 그리고 그 목적을 삶 속에서 실현해 나갈 용기를 발견해야 한다.

신은 인간에게 생각할 수 있는 능력을 부여해 주심과 동시에 인간을 이성적인 동물로 창조하셨다. 신은 인과응보의 법칙을 중심으로 하는 질서가 있는 우주를 창조하였다. 신은 인간인 우리에게 '의지적 의식(volitional consciousness)'의 능력을 부여했다. 의지(volition)의 의미는 결정하고 행동할 수 있는 능력을 말하며 의식(consciousness)의 의미는 우리가 하는 결정들 그리고 이러한 결정들을 수행하기 위해 취하는 행동들, 그리고 그에 따른 결과들을 알아차릴 수 있는 능력을 말한다.

단주와 함께 온전한 회복 생활을 시작하면 인간성이 살아나면서 이러한 능력들을 회복할 수 있다. 우리의 회복 생활을 영위해 나가는데 필요한 모든 것들은 이미 우리가 갖고 있다. 어떻게 잘 살아갈 것인지, 어떻게 결정하고 어떤 행동을 할 것인지에 대해 합리적으로 사고할 수 있는 능력이 우리에게 있다. 인과응보의 법칙은 우리의 행동이 적절했는지 그렇지 못했는지를 알게 해 준다. 만일 우리가 실수를 한다면 모든 인간이 다 그렇듯이 그러한 실수를 통해 배우고 변화를 이루어 나간다.

우리는 현실과 어울리는 생활 방식과 행동들을 추구해 나갈 용기를 갖게 될 때 회복생활을 하면서 진정한 즐거움과 의미를 발견할 수 있다. 인간은 모두 어떤 목적을 갖고 태어났으며 그 목적을 성취하면서 즐거움과 의미를 체험하게 되어 있다. 납득이 가지 않는 부적절한 행동을 함으로 불필요한 고통을 겪을 필요는 없는 것이다.

지금까지 설명한 미션들이 어떤 것인지 이해가 된다면 이제는 이러한 미션들을 중심으로 자신의 생활을 재 조직화할 용기를 내야 한다. 삶의 의미와 목적을 갖고 있다는 것은 곧 이러한 미션들을 중심으로 삶을 재 조직화해야 한다는 뜻이기도 하다. 우리의 기초적이면서도 잘 통합된 미션이 무엇인지를 단지 아는 것만으로는 변화를 하고 생활 속에서 즐거움을 느낄 수 있기에는 역부족이다. 삶의 방식을 실제로 바꾸지 않으면 소용이 없는 일이다.

회복 후기의 막바지에 이를 쯤, 지금까지 설명한 미션의 내용들을 용기를 내서 잘 수행한 사람은 기초적이면서도 잘 통합된 미션을 직접 확인하고 그것을 중심으로 자신의 삶을 변화시킬 것이다. 물론 이 말은 문제가 전혀 없어졌다는 것은 아니다. 회복이란 많은 어려운 문제들을 점차 쉬운 문제로 변화시켜 나가는 과정인 것이다. 회복 생활을 더 많이 하면 할수록 문제를 다루는 능력은 더 발전하게 된다. 성공적인 회복이란 문제가 사라진 것을 의미하지 않는다. 오히려 회복 과정 중에 출현하게 되는 문제들을 마음의 평정을 잃지 않으면서 더 나은 방식으로 처리해 나가는 것을 의미한다. 회복 후기의 말미에 가면 또 새로운 문제들을 만나게 될 것인데, 그것은 곧 '유지 단계'의 과정이 새롭게 시작되는 것을 의미한다.

회복 후기에 대한 요약

지금까지 설명한 회복 후기에 관한 설명들을 정리해 보자

누구든지 자신의 부모로부터 자기 자신, 타인, 그리고 세상에 대해서 배우게 된다. 그런데 약물에 중독된 사람들은 예외다. 배우는 것에 대해 전혀 비판 없이 수용하는 10세 이전에 가장 강력한 학습이 일어나게 된다.

태도와 습관들은 자신이 부모를 닮아가면서 무의식적으로 학습된다. 이러한 맹목적이고 반복적인 모방을 통해 강력하고 뿌리 깊은 사고, 감정, 행동의 습관이 형성되고 다른 사람들과의 관계하는 방식 또한 만들어진다.

인간은 이러한 초기 학습을 진실인 것으로 받아들이고 새로운 경험을 만나면 이렇게 만들어진 자신의 진실에 견주어 비교하게 된다.

모든 아이들은 자기 자신, 타인, 그리고 세상에 대해 때로는 올바른, 때로는 왜곡된 다양한 신념들을 대체로 원가족으로부터 학습한다. 올바른 신념들은 객관적인 현실과 조화를 이루지만 왜곡된 신념들은 현실과 부조화를 이룬다.

부모가 왜곡된 신념보다 올바른 신념들을 더 많이 가르치고 사

고, 감정, 행동 그리고 다른 사람들과의 관계하는 방식 등에 대한 긍정적인 습관의 본보기를 자녀들에게 보인다면 그들 자녀들은 행복과 성공의 견고한 발판을 구축하게 되는 것이다. 이렇게 될 때 건강한 성장의 순환 과정을 경험하기가 쉬워지고 삶의 깊이와 의미를 더욱 발전시킬 수 있게 된다.

부모가 올바른 신념 대신 왜곡된 신념을 더 많이 가르치고 사고, 감정, 행동 그리고 다른 사람들과의 관계하는 방식 등에 대한 자기 패배적인 습관의 본보기를 자녀들에게 보인다면 이들 자녀들은 행복과 성공의 부실한 발판을 만들게 된다. 이렇게 되면 자기 패배적이고 파괴적인 행동의 순환 과정을 반복적으로 경험하기가 쉬워진다.

원가족 문제는 중독의 원인이 아니다. 중독은 여러 가지 유전적인 취약성과 술이나 다른 약물 사용으로 인해 발생된다. 역기능 가족 출신의 사람이건 순기능 가족에서 성장한 사람이건 누구든지 중독에 걸릴 수 있다.

건강한 가족은 삶의 의미와 기쁨을 경험하는 것이 정상적인 것이라고 가르치며 문제와 고통은 반드시 다루어 져야 할 일시적인 상태임을 훈육한다. 역기능 가족에서는 그 반대로 가르친다. 이들 가정에서는 고통과 문제들이 있는 것이 정상적인 것이고 삶의 의미와 기쁨을 맛보는 기간은 일시적이고 게다가 삶의 의미와 기쁨을 맛보게 되면 결국 더 큰 고통과 문제들에 빠질 수 있다고 가르친다.

역기능 가족 출신의 사람들은 자신들이 병에 걸려 있다는 사실을 인정하기 위해서는 중독으로 인한 더 큰 고통을 경험해야 할 필요가 있다. 그 이유는 어린 시절부터 정상적인 삶이란 본래 고통스러운 것이라고 배웠기 때문이다. 건강한 가족에서 양육된 사람들은 자신들의 중독 문제를 더 빨리 인식하게 될 것이다.

회복 생활을 하면 대인관계 기술이 중독 이전의 수준까지 회복된다. 건강한 가족 출신의 사람들은 분명한 기초가 되어 있기 때문에 생활 관리를 확실하게 한다. 결국 이것 때문에 회복 생활도 더 용이하게 할 수 있다. 반대로 역기능 가족 출신의 사람들은 그렇지 못하다. 심지어 중독이 되기 전부터 이들의 삶은 뿌리 깊은 자기 패배적인 습관들이 지배하고 있었다. 그 결과 이들은 건강한 가족 출신의 사람들보다 회복하기가 더 어렵고 재발도 훨씬 더 잘 하는 경향이 있다.

회복은 분명 가능한 일이지만 노력이 반드시 필요하다. 기꺼이 과거 어린 시절의 생활을 면밀히 검토해야 하며 어린 시절에 학습한 왜곡된 신념들을 찾아내고 이런 것들이 어린 시절부터 계속 경험되었고 지금도 반복적으로 생기고 있는 문제들과는 어떤 연관성이 있는지 고찰해 보아야 한다. 그리고 변화를 기꺼이 맞이해야만 한다.

제 7 장 유지기

여정을 즐기자

회복의 마지막 기간은 유지기이다. 이는 평생에 걸친 과정이다. 물질 의존에 대한 지속적인 경각심을 가지고, 일상생활에서의 인격적 검토를 지속하며, 문제가 발생하는 즉시 이를 수정하려고 태도를 계속 유지해 나가야 한다. 우리는 또한 성장에 대한 강한 의지가 있어야 한다. 우리가 온전한 삶을 추구해 나가기 위해서는 회복 안에서 성장해야 한다.

유지기 동안에 회복의 초점은 '손상된 폐해의 복구'에서 '성숙한 수준의 생활 태도 개발'로 옮겨지게 된다. 과거로부터 우리가 해방되었다는 것은 인식하게 될 때, 이러한 변화는 시작된다. 더 이상 우리는 자신의 중독 문제로 인해 고통스럽거나, 죄책감 혹은 수치심 때문에 좌절하지 않는다. 우리는 어린 시절에 학습된 자멸적인 습관에서 벗어나게 된다. 이제 우리는 자유스럽게 지금 성장하고 발전한다. 영적으로 성장하고 다른 사람과의 관계를 향상시키는 것이 삶의 우선순위에 놓이게 된다.

유지기 동안, 우리 대부분은 12단계 중 제10단계, 제11단계 및 제12단계의 덕목과 관련된 일들을 겪게 된다. 제10단계는 오늘 하루를 충실하게 살고, 실수를 인식하며, 기회가 있을 때마다 즉시 시인해야 한다는 점을 우리에게 요구한다.

제10단계 : 인격적인 검토를 계속하여 잘못이 있을 때마다 즉시 시인했다.

우리는 우리 자신, 우리의 행동과 우리의 행동으로 인한 일련의 결과를 지속적으로 검토했다. 우리는 자멸적인 결과를 초래하는 행동을 저지를 때마다, 우리는 즉시 인식하고 행동을 수정해야 한다.

제11단계 : 기도와 명상을 통해서 우리가 이해하게 된 대로의 신과 의식적인 접촉을 증진하려고 노력했다. 그리고 우리를 위한 그의 뜻만 알도록 해주시며, 그것을 이행할 수 있는 힘을 주시도록 간청했다.

다시 말해서, 제11단계는 우리에게 '회복'이라는 삶이 의미하는 그 독특한 뜻과 목적을 찾아가기를 우리에게 호소한다.

제12단계 : 이러한 단계들의 결과, 우리는 영적으로 각성되었고, 알코올 중독자들에게 이 메시지를 전하려고 노력했으며, 우리 일상의 모든 면에서도 이러한 원칙을 실천하려고 했다.

마지막 열두 번째 단계에서 우리에게 들려주는 격언은 다음과 같다. "지켜야 할 것을 지키려거든, 버려야 할 것은 버려라."

회복 프로그램의 유지

알코올 중독이라는 우리의 병은 호전되고 있다. 그러나 결코 "완치될 수는 없다." 성장과 발전을 위한 적극적이고 지속적인 노력 없이는 중독적인 사고나 감정 처리의 실수, 자멸적 행동 등의 옛 모습으로 곧바로 빠져들게 될 것이다. 아무리 우리가 오랜 기간 동안 온전함을 유지하며 살아왔다고 하더라도 파멸적인 사고와 행동 패턴은 우리를 재발의 상황으로 몰아갈 것이다.

우리가 유지기에 접어든 이후의 회복 프로그램은 과거 안정기나 회복 초기에 했던 회복 프로그램과는 달라져 있을 것이다. 이제 우리는 바쁜 일상 속에서 온전한 삶을 유지하고 있으며, 단주 모임에 참석하는 빈도도 예전보다 줄었을 것이다. 간혹 스스로 자가 자신이나 삶에 대한 자신의 반응을 검토하는 방법을 익혔을 수도 있으며, '이맘 때 쯤이면 모임에 참석할 때가 된 것 같네' 하며 자신이 모임에 나가야 할 때를 알아차리는 경우도 있을 것이다. 어떤 사람들은 여전히 일주일에 두세 번 모임에 참석해야만 편안함을 느끼는 경우도 있을 것이다. 단주 모임이나 단약 모임의 후원자와 위기 시 연락 체계를 갖추는 것이 마음의 안정을 도모하고 회복을 이어가는데 필수적일 것이다.

많은 회복자들은 위의 두 극단적인 경우 사이 어딘가에 있을 것이다. 자신을 지켜줄 수 있는 생명선과 같은 단주 모임에 적어도 일주일에 한 번은 참여한다. 1987년 고인이 된 내 친구인 Tom Reeves는 "만일 당신이 이 치명적인 질환으로부터 회복되기 위해

투자하는 일주일의 두 시간을 아까워한다면, 질병을 극복하고자 하는 열망이 부족한 것이다"라고 말했다. 나는 이 말이 대부분의 회복자들에게 실제적이고 효과적인 권고가 될 것이라고 생각한다.

스트레스나 변화가 많은 유기지의 어느 때, 만성금단 증상이 찾아오는 경우도 발생할 수 있다. 이러한 증상이 발생한다면, 초기에 회복을 위한 노력을 배가해야만 한다.

만일 우리가 암 환자라면 상당히 호전된 상태에 있다 하더라도, 적어도 1년에 한 번은 신체 검진을 주기적으로 받을 것이다. 만일 재발이 우려되는 증상이나 징후가 보인다면 바로 병원 진료를 예약할 것이다. 우리는 장난치듯 치명적인 질병을 가볍게 다루지는 않을 것이다.

물질 중독은 치명적인 질환이며 암 환자의 경우와 동일하게 취급해야 한다. 믿을만한 알코올 혹은 마약 중독 전문가와의 주기적인 진료와 상담을 통해 자신이 온전한 삶을 살고 있는가를 확인하는 것은 필수적이다. 이러한 주기적인 진료와 상담을 통해 우리는 회복 과정을 점검하고 일상의 소소한 문제들과 이러한 문제들에 대응하는 우리의 자세에 대해 이야기를 나눌 수 있으며, 재발 예방 계획을 개선하고 어떠한 형태의 위험 신호도 파악할 수 있다. 연례적인 점검은 우리가 회복을 향해 전진하고 있다는 것과 미묘한 재발의 조기 징후에 길을 내어주고 있지 않다는 점을 우리 스스로에게 확신시켜 줄 수 있을 것이다.

하루하루의 일상에 대한 대처

유지기 중 우리는 문제가 전혀 없는 상태는 아니지만, 우리 일상의 문제들을 효과적으로 다룰 수 있는 방법을 새롭게 익히고 있는 과정 중에 있다. 어느 AA 멤버는 다음과 같이 말한다. "회복은 끝과 끝이 묶인 문제들의 연속에 불과하다. 우리는 문제가 전혀 없는 세상에서 살 수는 없다. 나는 얼마나 많은 문제들이 내게 있는가가 아닌 그 문제들을 내가 얼마나 적절히 대처하고 있는 가를 통해 내 스스로의 회복 정도를 어림한다."

나는 인간이란 문제 해결 능력을 가진 존재라고 생각한다. 우리는 생각할 수 있는 능력이 있으며, 삶이라는 도전속에 태어났다. 우리가 할 일은 그 도전에 응답하는 것이다. 우리는 자신감과 자존감을 바탕으로 그 도전에 응답할 수 있으며, 또한 불안과 두려움을 가지고 응답할 수도 있다.

내 벗이었던 Tom이 암으로 죽음을 앞두고 있을 무렵 나는 그와 무척 가까이 지냈다. Tom은 12단계 프로그램에서 종사했었고, 7년 이상 온전한 삶을 실천해 왔다. 그가 죽기 전에 그의 부인 Judy에게 남긴 마지막 메시지 중 하나는 다음과 같다. "12단계 프로그램의 다른 회원들에게 꼭 전해주오. AA의 약속은 반드시 이루어진다는 것을, 그리고 온전한 삶을 유지함으로써 우리의 삶에 문제에 대처할 수 있다는 것을…" Tom은 12단계의 원칙을 바탕으로 마지막까지 용기와 위엄을 잃지 않으면서 암과 죽음에 대처했다. 12단계 프로그램은 인생의 가장 힘든 역경 중에서도 우리가 자신의 내면을 성찰할 수 있도록 돕는다.

지속적인 성장과 발전

알코올이나 마약에서 벗어나게 된 우리 인간의 본 정신은 진실을 추구한다. Martin 신부님이 말씀하시기로 인간이란 진리를 추구하는 생명체라 하셨다. 우리 인간은 지속적으로 진실을 찾는다. 우리는 우리의 행동 이면에 감추어진 의미와 목적을 탐구한다. 진실을 추구하는 이 욕동은 이미 우리가 알고 있는 것만 가지고는 만족하지 못한다. 우리는 지속적으로 우리의 삶에 더 많은 이해와 새로운 도전, 전진을 갈구하고 있다.

우리는 수태되었을 때부터 죽을 때까지 성장하고 변화한다. 이것은 바로 우리가 존재하는 방식이다. 우리는 우리가 성장하고 변화해 나갈 것인지 말 것인지에 대한 여부를 선택할 수 없다. 다만, 어느 방향으로 성장, 변화해 나갈지를 선택할 수 있을 뿐이다.

우리가 성장을 멈춘다면 이는 곧 마른 주정의 시작을 의미한다. 스트레스가 쌓이고, 결국 만성금단 증상이 발생하며, 자제력을 잃어버리고 재발로 이어질 수 있을 것이다. 회복은 내려가는 에스컬레이터를 타고 거슬러 위로 올라가는 것과 같아서 가만히 서 있을 수는 없다. 우리가 앞으로 가는 것을 멈춘다면, 우리는 아래로 내려가 버릴 것이다.

중독에 빠져 있는 동안 우리는 거부하고 회피하는 습관 속에 있었다. 우리는 부정적인 감정 상태가 정상이라고 믿었다. 우리는 자기 파괴적인 행동으로 삶의 역경을 대응하는데 익숙해져 있었다. 때론 우리의 나쁜 습관을 관리 할 수 있었지만 완전히 사라지지는 않았다. 우리가 피곤하거나 지쳐있을 어느 시기에 자멸적 경향은 언제나 다시 시작될 수 있다.

대개의 우리들은 발전적인 성장과 변화를 위해서 세부적인 상황에까지 지속적으로 관심을 기울여야 한다. 책임감 있는 생활을 위해서 의식적으로 우리의 생각, 감정, 행동을 선택해야 한다. 우리는 매일 우리가 어떻게 느끼고, 무엇을 하며, 다른 사람과 어떻게 관계를 맺는지에 대해 신중하게 검토해야 한다. 우리는 성장을 향해 열려 있어야 하며, 오류 가능성을 수용해야 하고, 우리의 자산으로 할 수 있는 일에 최선을 다해야 한다.

세월의 흐름에 따른 변화에 대한 대처

마치 철학자와도 같은 생김새를 가지고 있던 만화 주인공인 Charlie Brown이 "항상 칠흑 같은 어둠이 찾아오기 직전의 가장 어두운 상태야."라고 말하는 말풍선에 그려진 포스터를 나는 소중히 간직한 적이 있었다. 때로는 삶의 역경은 전혀 끝이 나지 않을 듯 보이기도 한다. 우리는 인생의 역경을 헤쳐나가고 있다. 인생의 전반기에 우리는 외부 세계를 탐색하고 그것들이 어떻게 돌아가는지 이해하고자 애쓴다. 그 연후에 우주의 순리는 우리를 새로운 모습으로 변화시킨다. 우리가 외부 환경에 적응이 되어가는 인생의 후반기가 되면, '내적 성찰'이라고 표현되는 자신을 찾기 위한 영적인 여행

이 시작된다. '내적 성찰'을 통해 우리는 의식적으로 인생의 의미와 삶 속에서 자신의 존재 의미를 통합적으로 이해하게 된다. 우리는 삶과 죽음 그리고 죽음 너머와 같은 어떤 중요한 문제와 마주 서게 된다.

회복 후기에 우리는 이러한 일반적인 인간 발달 과정이 자신에게는 어떻게 진행되고 있는지에 대한 답을 찾아야 한다. 건강한 생활은 성장과 변화를 필요로 한다는 사실을 인식하고 있다. 우리는 삶 속에서 배우고 그것을 소화해 내려고 할 때마다, 새로운 성장에 눈을 떠가게 된다. 우리는 나이를 먹어 감에 따라 어떠한 일들이 우리 앞에 놓여질지 예상할 수 있다. 결국 우리는 성숙을 포용하면서 평온하게 젊음을 놓아줄 수 있게 되는 것이다.

나는 보이 스카우트였었기 때문에, "준비하라"라는 보이 스카우트의 모토를 항상 기억하고 있다. 회복자로서 우리의 삶을 준비한다는 것은 우리보다 앞서간 사람들의 경험을 통해 그들의 경험을 이해하고, 우리 자신의 나이에 발생할 상황들을 예측하며 이에 대처하는 것이다. 자신보다 몇 년 앞서 단주를 실천하는 사람들과의 대화를 통해 그들의 경험을 전수받을 수 있는 사람들을 우리는 어렵지 않게 찾을 수 있다. 이러한 후원자나 멘토를 두는 것은 우리의 성장과 발전에 필수적인 부분이다.

89세의 여성 회복자께서 자신은 항상 두 부류의 친구들을 사귄다고 내게 말한 적이 있다. 한 부류는 그녀보다 최소한 10년 이상 연배가 높으신 분들이고, 또 한 부류는 연하의 친구들이라 하였다. 그녀는 젊다는 것이 어떠한 것인지 이해하기에, 그녀가 예전에 처했던 상황에 있는 사람들에게 조언을 해 줄 수 있었다. 그리고 앞으로 벌어질 일을 예상할 수 있기에, 그 사람이 어디로 향하고 있는지에 대해서도 알 수 있었다. 그녀가 아쉬워하고 있는 점은 그녀보다 10년 이상 연세가 많으신 분들을 더 이상 찾기가 쉽지 않다는 점이었다. 그녀는 그녀 앞에 놓인 오솔길을 안내해 줄 길잡이가 필요하였지만, 외로움이라는 어려움이 여전히 존재했다. 그러나 새로운 지평을 자신이 스스로 개척하고 있다는 사실에 의연하게 회복의 길을 가고 있었다.

회복 중 봉착하게 되는 난관에 대한 대처

'빅북'으로 불리는 '익명의 알코올 중독자들 (제2판)'은 우리에게 회복 프로그램에서 "완벽함"에 집착하는 것은 현명하지 못하다고 충고한다. "우리는 영적 완벽함이 아닌 영적 성숙을 주장한다." 우리는 곧잘 회복 과정 중 난관에 갇힌다. 우리는 이 메시지를 명심해야 한다. 회복자들이 난관에 봉착하는 것은 특별히 좋은 것도 아니고 또 굳이 나쁜 것도 아니다, 그저 난관일 뿐이다.

우리들 중 성공적인 회복자들은 인식과 문제 해결 과정을 통해 회복 과정 중에 발생하는 난관을 대처해 나간다. 우리는 자신이 결점들을 지니고 있다는 것과 회복 중 난관에 봉착했음을 인식하는 것을 배워야 한다. 우리는 오류에 빠지기 쉬운 인간으로서, 대처 방법을 익히 알지 못했던 문제와 부딪혔을 때에는 실수를 할 수도 있다는 점을 받아들여야 한다. 우리가 다른 사람으로부터 도움을 찾는 동안, 우리는 문제에서 벗어나 객관적으로 될 수 있다. 결과적으로 우리가 준비되었을 때 우리는 책임 있는 행동을 하게 되는 것이다.

문제 해결을 위한 효과적인 제안 : RADAR

우리는 레이더(RADAR)라는 약자를 사용하면 이 과정을 잘 기억할 수 있다. 우선 "R"은 '인식(recognize)'을 의미한다. 인식한다는 것은 우리가 난관에 봉착했다는 점을 인식하는 것이다. 처음 나오는 "A"는 '수용 (acceptance)'을 의미한다. 우리는 우리가 곤경에 처했다는 사실을 인식하는 것뿐만 아니라 스스로에게 '괜찮아. 이건 창피한 것도, 죄책감을 느낄 것도 아니야'라고 받아들여야 한다는 것이다. 우리는 스스로가 주기적인 인생의 문제들을 가지고 있으며 실수를 범할 수도 있는 존재라는 사실을 이해하고 있다. "D"는 '초연 (detach)'을 의미한다. 우리는 우리 문제를 뒤집어 볼 수 있어야 한다. 이는 우리가 한 발짝 뒤로 물러나 본질을 조망한다는 것을 의미한다. 두 번째 위치한 "A"는 '도움을 받아들임 (accept help)'을 의미한다. 우리는 위대한 힘에게 용기, 힘, 그리고 희망을 주실 것을 갈구해야 한다. 우리는 다른 사람들에게 도움과 지원을 요청해야 한다. 마지막 글자인 "R"은 '실천으로 반응함 (respond with action)'을 의미한다. 문제는 저절로 사라지지 않는다. 문제를 해결하기 위해 우리가 나서야 한다. 난관을 헤쳐가기 위한 긍정적 행동을 취해야 한다.

힘겹게 단주만 이어가다가 결국 재발을 경험한 사람들은 난관에 부딪혔을 때 완전히 다른 방식으로 대처한다. 난관을 인식하기보다는 문제를 회피하거나 부정하며 스트레스를 스스로 만들어 간다. 심지어 스트레스 마저 부정하거나 다른 사람 혹은 주변을 탓한다. 과도해진 스트레스는 과식, 과로, 과도한 운동, 강박적인 성행위, 중독적 대인 관계 등과 같은 다른 강박 행동으로 이어진다. 이러한 대체 중독 혹은 강박적 행동은 지속적인 부정에 따른 스트레스를 일정 부분 감소시키고, 결국 회복에 있어 실제적인 문제들을 깨닫지 못하도록 방해한다.

대체 강박 행동은 단기적으로는 스트레스를 해소시키는데 도움이 되지만, 장기적으로는 사람들을 연약하게 만든다. 지금 당장은 좋은 듯하지만, 결국에는 해로운 작용을 한다. 그 결과로 더 많은 스트레스 증상이 발생하고 문제는 더 악화될 수밖에 없다.

우리가 스트레스를 위와 같은 방식으로 대처하는 경우에, 우리는 문제에 갇혀버리게 되며, 문제의 본질을 다른 사람에게 감추게 되고, 생각 없이 맹목적으로 몸부림만 치고 말 것이다. 다른 사람을 피하게 되며, 이러한 고립으로 인해 또 다른 문제가 발생할 수밖에 없다. 그리고 새롭게 발생하는 문제들에 대해서도 또 다른 부정과 회피로 대처하게 된다. 우리는 문제들을 부정하게 된다. 우리는 문제들을 해결하기 위해 무언가가 필요하다는 사실 또한 부정하게 된다. 결국 도움의 필요성 마저 부정하게 된다.

회피하기만 하는 부정적 대처 방식 : ESCAPE

부정/회피 스타일의 대처 방식은 ESCAPE (도피)라는 약어를 사용하면 기억이 쉽다. 맨 처음 나오는 "E"는 '난관이나 문제에 대한 회피와 부정 (evation and denial of the stuck point or problem)'이다. "S"는 '자연적으로 뒤따르는 스트레스 (stress that naturally follows)'를 의미한다. 우리의 마음은 진실을 추구하도록 만들어졌다. 만일 우리가 현실을 부정한다면, 우리는 우리의 마음의 스위치를 꺼버린 것이다. 이렇게 되면 우리는 지치고, 우리 몸에 스트레스와 긴장감을 배가시킬 것이다. "C"는 '강박적 행동 (compulsive behavior)'을 의미한다. 스트레스는 불편한 감정을 유발한다. 강박적 행동은 일시적으로 이러한 감정으로부터 우리의 주의를 분산시킨다. 때로는 강박적 행동이 너무도 심각하여 그 자체가 중독적 경향을 띠는 경우도 있다. (많은 물질 중독 회복자들은 자신의 물질 중독 행위 역시 또 다른 강박 행동의 일환으로 취급하고 있다는 사실을 간과해서는 안 된다.) "A"는 '다른 사람에 대한 회피 (avoidance of others)'이다. 강박적 행동은 다른 사람들로부터 우리를 떼어 놓으며, 우리는 점점 고립되어 혼자가 된다. "P"는 '새로운 문제 (new problem)'를 의미하는데, 이는 스트레스, 강박적 행동, 대인 관계의 단절에 의해 발생한 새로운 문제인 것이다. 이러한 문제들은 점점 더 악화된다. 두 번째로 나오는 "E"는 '새로운 문제에 대한 회피와 부정 (evasion and denial of the new problems)'이다. 이로써 자기 파멸적 행동을 하는 악순환은 계속 이어지게 된다. 악순환이 반복될수록 더 많이 힘들고 지쳐간다. 문제들에 대처하는 우리의 능력이 심각하게 손상될 때까지 우리는 계속적으로 약해져만 간다.

중독적 대처 방식을 이해하는 것은 매우 중요하다. 부정을 통해 대처하고, 중독적 행동을 통해 스트레스를 양산하는 방향으로 우리 스스로의 행동을 결정해버리면, 우리는 점점 더 허약해질 수밖에 없다. 나는 긍정적 중독이란 존재하지 않는다고 생각한다. 모든 중독은 현재는 좋은 것처럼 보이지만, 결국에는 고통을 낳는다. 이러한 행동은 강인함과 자신감에 대한 환상을 주지만, 우리의 삶의 질을 악화시키고 스트레스와 문제에 대한 취약성을 증가시킬 뿐이다.

유지기에 대한 요약

우리의 삶에 있어서 온전함을 유지하며 발생하는 문제들에 대해 효과적으로 대처할 수 있는 유일한 방법은 본정신으로 돌아오는 것이다. 무엇인가 잘못되었었다고 느낀다면, 우리는 바로 알아차려야 하고, 알고 있어야 하고, 다른 사람과 그 문제에 대해 상의해야 한다. 과거의 실수를 통해 새로이 배우기 위해서는, 우리의 과거를 검토해 보는 것이 중요하다. 과거에서 배우지 않는다면, 결국에는 실수를 반복할 수밖에 없다. 실행 계획을 세우는 것이 중요하다. 앞으로는 어떠한 다른 방식으로 행동할 것인가? Earnie Larsen은 "바꾸지 않는다면, 변하지 않는다 (If nothing changes, nothing changes) 라고 절묘하게 말한 바 있다. 우리가 성장하고 변화하기 위해서는 여태까지와는 다른 방식으로 행동해야만 한다. 우리에게 가장 중요한 것은 '지금 여기에서 (here and now)' 우리가 어떻게 행동하는가에 집중해야 한다. Abraham Maslow가 일반 사람을 대상으로 연구를 진행한 결과를 보면, 건강하고 생활에 지장이 없는 삶을 살아가기 위해서는 '시의적절성'이 중요한 덕목임을 밝혀내었다. 시의적절한 사람이란 과거나 미래 혹은 현재에 갇혀있지 않은 사람을 말한다. 시의적절한 사람은 현재로부터 과거로, 과거에서 현재로, 현재에서 미래로, 그리고 미래에서 현재로 유동적으로 적응해 나간다. 우리는 지금 이 순간에 여기에서 발생하는 것들에 대응하는데, 각성 상태의 의식의 60퍼센트를 소비한다. 나머지 40퍼센트는 과거를 회상하거나 미래를 공상하는데 사용한다. 과거의 경험이 성공적이었건 실패했었건 간에 그 경험을 배울 수 있기 때문에, 과거를 검토하는 것은 도움이 된다. 미래를 상상하는 것 또한 우리가 다다르고자 하는 목표에 이를 수 있는 다양한 실행 방법을 개발하는데 도움이 된다. '지금 여기에' 집중함으로 인해 과거와 미래의 간극을 이어가는 데 있어 필수적인 것들을 실행에 옮길 수 있게 되며, 이 여정을 어떻게 즐기며 완주할 수 있는지를 배울 수 있게 될 것이다.

에필로그

알기쉬운 회복의 길(passage through recovery)은 길고 힘든 과정이다. 그러나 우리에게는 지도가 있다. 우리는 수년에 걸쳐 회복자들의 수많은 이야기를 조합할 수 있었다. 우리보다 앞서 간 사람들의 경험은 우리에게 랜드마크가 된다. 그들은 우리에게 막다른 골목이나 위험한 협곡에 대해 가르침을 주었다. 우리가 현명해질 회복은 사실 중독 과정 자체와 동시에 시작된다. 우리가 바닥으로부터 벗어나고자 시작할 때, 우리는 회복을 시작한 것이다. 이러한 과도기에 우리는 조절해 보고자 몸부림치지만, 결국에는 탈출할 수 있는 유일한 방법은 완전한 단주라는 것을 깨닫는다. 우리가 단주를 시도하게 되면, 우리는 급성 및 만성금단을 겪게 된다. 또한 우리는 우리를 다시 물질 의존 상태로 회귀시키려 하는 중독적 사고를 어떻게 다루어야 하는지에 대해 배워야 한다.

회복 초기에 우리는 중독 증상이 만성적이고, 진행성이며, 결국에는 치명적인 질병임을 깨닫는다. 마침내 우리는 회복 프로그램에 참여하며, 수치심과 죄책감, 중독적인 사용으로 인해 유발된 만성적인 통증이 감소하기 시작한다. 회복 중기에 우리는 과거 우리의 물질 사용으로 인한 폐해를 되돌리기 위해 노력하며, 균형감을 유지하고, 편안하며 의미 있는 삶을 견지하기 위해 앞으로 나간다. 회복 후기에는 가족으로부터 받은 상처를 해결하고 어린 시절의 아픔으로부터 벗어나게 된다. 유지기에 우리는 성장과 발전을 지속해 나간다.

회복을 시작함에 있어서, 우리는 우리 자신의 물질 중독 문제가 일종의 저주이라고 생각했다. 우리는 우리가 다른 사람들처럼 다시는 술이나 마약을 복용할 수 없다는 사실을 받아들일 수 없었다. 그런데 알기쉬운 회복의 길 중 어디에선가부터 우리는 우리의 회복이 축복이라는 사실을 알아차리기 시작한다. 온전한 삶을 어떻게 살아가는지 배우게 됨으로써, 우리는 의미와 목적을 어떻게 찾아낼 수 있는지 알게 되었다. 우리는 얼마간 변화했으며, 우리가 변할 수 있다고 과거에 생각했던 그 이상의 상태가 되어 있었다.

나는 이 책이 알기쉬운 회복의 길에서 작은 빛이 되었기를 바란다. 이 책을 통해 나는 개인적으로 그리고 전문적으로 가장 유용한 방법들을 여러분과 공유하고자 노력했다. 아무리 어려운 일이 찾아올지라도, 희망이 있음을 기억해야 한다. 사람들은 누구나 회복을 이룰 수 있다. 물질 중독이 제아무리 깊은 나락으로 우리를 끌어내리더라도, 우리는 우리의 경험을 다른 사람을 위한 유용한 도구로 반전시킬 수 있다. 자 이제 알기쉬운 회복의 길을 떠나도록 하자.

부록

A.A. (익명의 알코올중독자들)의 12단계

1. 우리는 알코올에 무력했으며, 우리의 삶을 수습할 수 없게 되었다는 것을 시인했다.
2. 우리보다 위대하신 힘이 우리를 본 정신으로 돌아오게 해 주실 수 있다는 것을 믿게 되었다.
3. 우리가 이해하게 된 대로, 그 신의 돌보심에 우리의 의지와 생명을 맡기기로 결정했다.
4. 두려움 없이 우리 자신에 대한 도덕적 검토를 했다.
5. 우리의 잘못에 대한 정확한 본질을 신과 자신에게, 그리고 다른 어떤 사람에게 시인했다.
6. 신께서 이러한 모든 성격상 결점을 제거해 주시도록 완전히 준비했다.
7. 겸손하게 신께서 우리의 단점을 없애 주시기를 간청했다.
8. 우리가 해를 끼친 모든 사람의 명단을 만들어서 그들 모두에게 기꺼이 보상할 용의를 갖게 되었다.
9. 어느 누구에게도 해가 되지 않는 한, 할 수 있는 데까지 어디서나 그들에게 직접 보상했다.

10. 인격적인 검토를 계속하여 잘못이 있을 때마다 즉시 시인했다.
11. 기도와 명상을 통해 우리가 이해하게 된 대로의 신과 의식적인 접촉을 증진하려고 노력했다. 그리고 우리를 위한 그의 뜻만 알도록 해 주시며, 그것을 이행할 수 있는 힘을 주시도록 간청했다.
12. 이런 단계들의 결과, 우리는 영적으로 각성되었고, 알코올중독자들에게 이 메시지를 전하려고 노력했으며, 우리 일상의 모든 면에서도 이러한 원칙을 실천하려고 했다.

* 위 내용은 한국 A.A. GSO에서 2002년 발간한 "12단계와 12전통" 제2판에 실린 12단계를 옮긴 것이다.

찾아보기

ㅈ

ㅊ

ㅋ

ㅌ

ㅍ

ㅎ

저자에 대하여

TERENCE T. GORSKI, M.A., C.A.C.,

저자는 약물 의존과 공동 의존 분야에서 선도적인 역할을 하는 전문가고, 특히 재발방지, 회복에서의 애착 문제 해결, 성인아이 치료 분야의 워크샵 진행자로 널리 알려진 강사이다. GORSKI는 약 25년 이상 중독 임상 현장에서의 경험을 바탕으로 재발 예방 분야에서 획기적인 통합적 회복 모델을 개발하였다.

그는 *Getting Love Right, Managing Cocaine Craving*와 *Staying Sober*(Merlene Miller 공저) 등을 저술하였으며, 이 서적들을 Hazelden 재단에서 출간하였다.

역자 후기

얼마 전 회복자를 대상으로 한 강의를 한 적이 있었다. 그 자리에서 누군가 다사랑병원이 다른 알코올 치료 병원과 다른 점이 어떤 점이라고 생각하느냐는 질문을 내게 한 적이 있었다. 그리고 나는 다음과 같이 대답했다. "우리 병원의 치료자들은 '회복'이 있음을 믿습니다. 그리고 그 '회복'을 실현하기 위해 환자들과 함께 노력합니다."

오래 전 정신건강의학과 전공의를 시작하고 재발을 반복하는 알코올 의존 환자들을 보면서, 이 병은 나을 수 없는 병인가보다 하며 치료자로써 좌절감을 흔히 느끼곤 했었다. 그 때는 '회복'이라는 용어가 이 세상에 존재한다는 것도, 그리고 그 '회복'의 길을 꿋꿋하게 가고 있는 용감한 알코올 의존자들이 세상이 많다는 사실도 전혀 알지 못했다. 불행히도 당시에는 Gorski의 '알기쉬운 회복의 길(Passage through Recovery)'은 미처 접해보지 못했었다.

이 책은 과거의 저자와 같이, 알코올 의존이 희망이 없는 병이라고 좌절하고 있는 사람들의 편견을 해소하는데 도움이 될 것이다. 힘겹지만 의연하게 앞으로 나아가고 있는 회복자들이라면, 자신이 노력해야 하는 상세한 덕목이나 앞으로 헤쳐 나가야 할 과정들을 조목조목 이해할 수 있는 지침서가 될 것이다. 또한, 중독자들의 회복을 함께 지켜 나가야할 의료진이나 상담사들에게는 환자들이 겪는 아픔과 회복의 단계를 간접적으로 체득할 수 있는 소중한 참고서가 될 것이다.

다시 한 번 다사랑중앙병원의 개원 10주년을 기념하며 '알기쉬운 회복의 길'을 출간하게 됨을 뜻 깊게 생각하며, 이 책으로 중독자들의 회복에 대한 인식이 새롭게 자리 잡기를 소망해본다.

2014년 9월

역자 일동

역자 약력

김석산

(현) 다사랑중앙병원 원장

(현) 대한중독정신의학회 정회원

– 다사랑병원(광주) 원장 역임

이무형

(현) 다사랑중앙병원 원장

(현) 한국중독정신의학회 이사

(현) 대한전문병원협의회 홍보이사

(현) 알코올전문병원협의회 회장

– 다사랑병원(광주) 진료부장 역임

허성태

(현) 다사랑중앙병원 원장

(현) 대한중독정신의학회 정회원

(현) 의료기관평가인증원 조사위원

– 국군벽제병원 정신과장 역임

조근호

(현) 다사랑중앙병원 연구원장

(현) 한국중독정신의학회 기획이사

– 대구가톨릭대학교 의료원 전임강사 역임

– 을지대학교 중독재활복지학과 조교수 역임

우보라

(현) 다사랑중앙병원 원장

(현) 대한중독정신의학회 정회원

– 대한노인정신의학회 노인정신 인증의

– 서울대학교 병원 정신과 임상강사 및 전임의

박차실

(현) 다사랑중앙병원 상담실장

(현) 한국중독전문가협회 1급상담사

– 백석대학교 기독교상담학 박사

알기쉬운 회복의 길

-재발을 예방하기 위한 실행전략-

초판인쇄일 : 2014년 8월 22일
초판발행일 : 2014년 8월 29일
저 자 : TERENCE T. GORSKI
옮 긴 이 : 김석산·이무형·허성태·조근호·우보라·박차실
펴 낸 이 : 오 무 근
펴 낸 곳 : 도서출판 **하나의학사**
출 판 신 고 : 제25100-2013-000061호(1988. 4. 1)

주 소 : 서울시 서대문구 거북골로7-7 하나빌딩 1층
전 화 번 호 : (02) 730-2555, 2556
팩 스 : (02) 730-2557
이 메 일 : hanampc1@naver.com

정가 16,000원

◆ 역자와의 합의로 인지 생략
◆ 잘못된 책은 구입처에서 교환해 드립니다.

ISBN 979-11-85696-04-1 93510